平淡之中见神奇——

百岁国医大师

颜正华的中医智慧

颜正华 口述

高琰 主编

人民卫生出版社

·北京·

图书在版编目（CIP）数据

平淡之中见神奇 ：百岁国医大师颜正华的中医智慧 / 高琰主编．-- 北京 ：人民卫生出版社，2026．2.
ISBN 978-7-117-38251-9
Ⅰ. R249．7
中国国家版本馆 CIP 数据核字第 202510W0N4 号

平淡之中见神奇
——百岁国医大师颜正华的中医智慧
Pingdan Zhizhong Jian Shenqi
——Baisui Guoyidashi Yan Zhenghua de Zhongyi Zhihui

主　　编：高　琰
出版发行：人民卫生出版社（中继线 010-59780011）
地　　址：北京市朝阳区潘家园南里 19 号
邮　　编：100021
E - mail：pmph @ pmph.com
购书热线：010-59787592　010-59787584　010-65264830
印　　刷：三河市宏达印刷有限公司
经　　销：新华书店
开　　本：710 × 1000　1/16　　印张：7　　插页：8
字　　数：94 千字
版　　次：2026 年 2 月第 1 版
印　　次：2026 年 2 月第 1 次印刷
标准书号：ISBN 978-7-117-38251-9
定　　价：56.00 元
打击盗版举报电话：010-59787491　E-mail：WQ @ pmph.com
质量问题联系电话：010-59787234　E-mail：zhiliang @ pmph.com
数字融合服务电话：4001118166　E-mail：zengzhi @ pmph.com

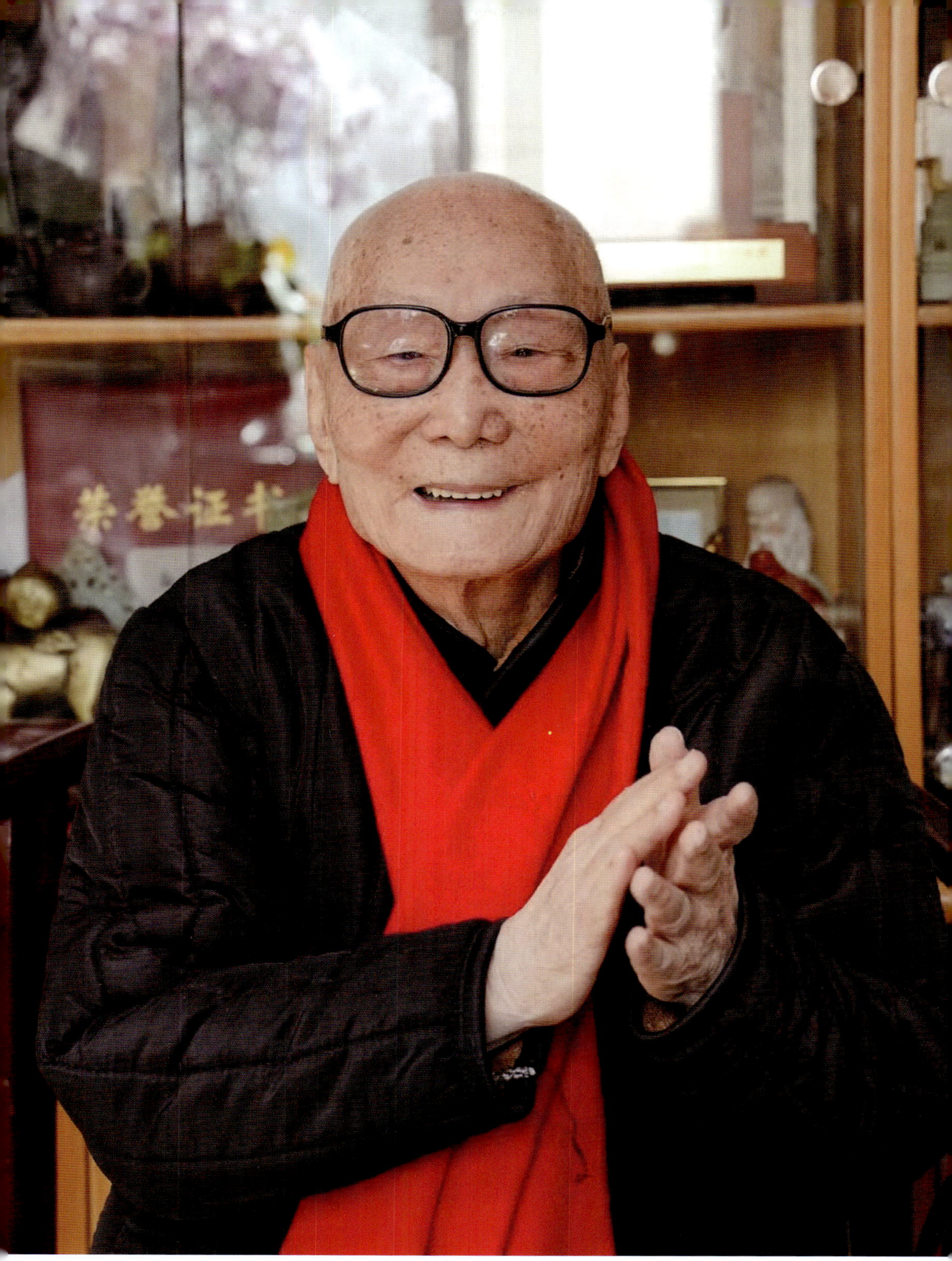

国医大师颜正华教授（摄于 104 岁）

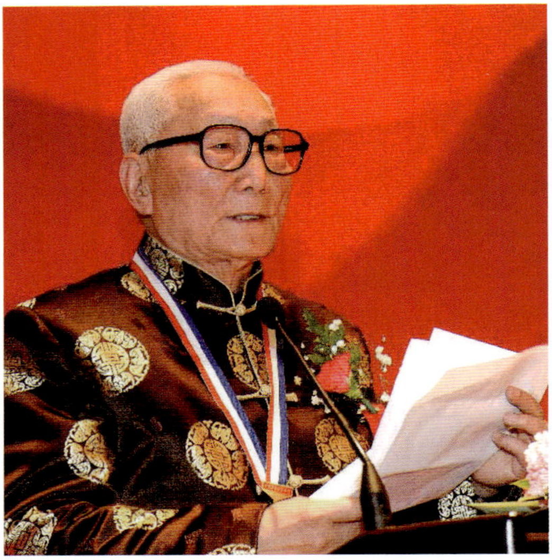

2008 年颜正华教授代表首都国医名师发言

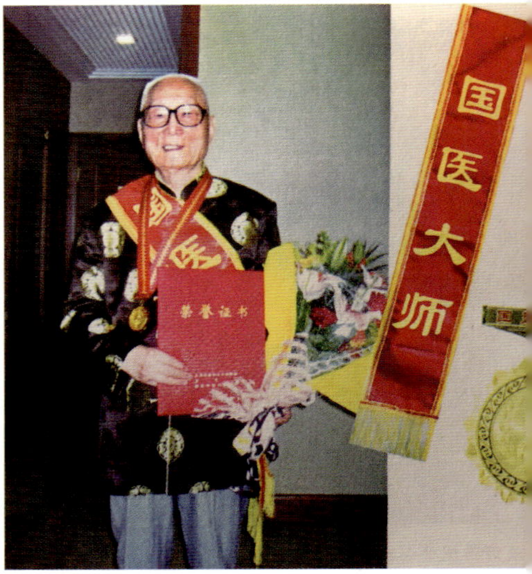

2009 年，颜正华教授获首届国医大师称号

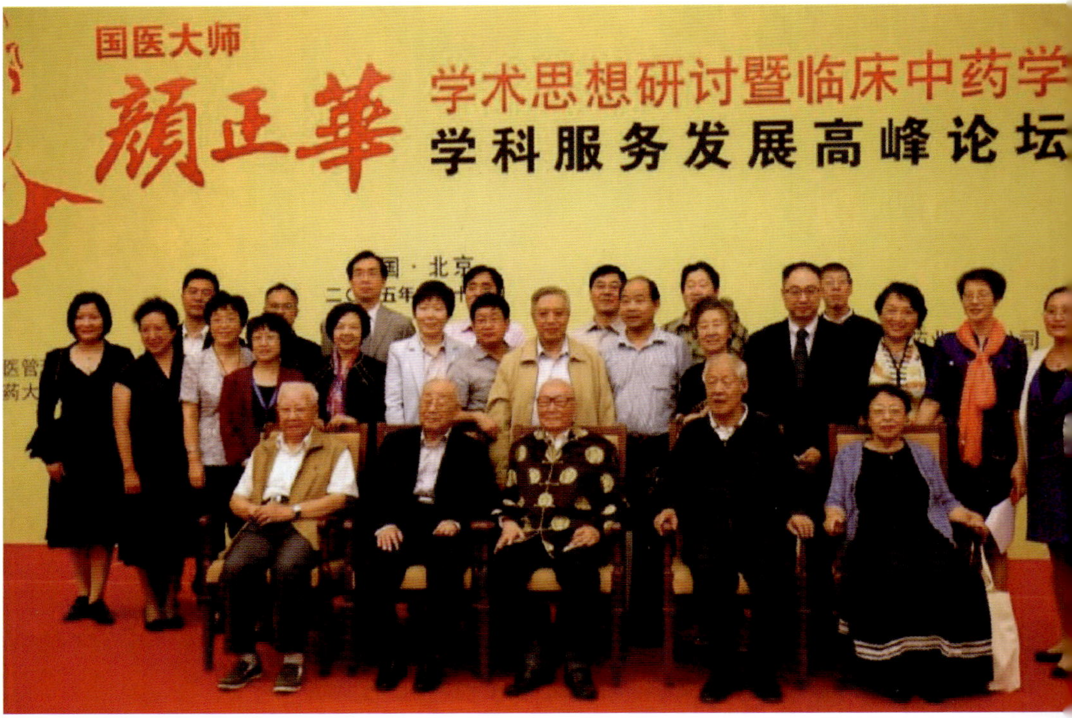

颜正华教授与国医大师金世元教授，名老中医石国璧教授、翁维健教授及颜老众学生们

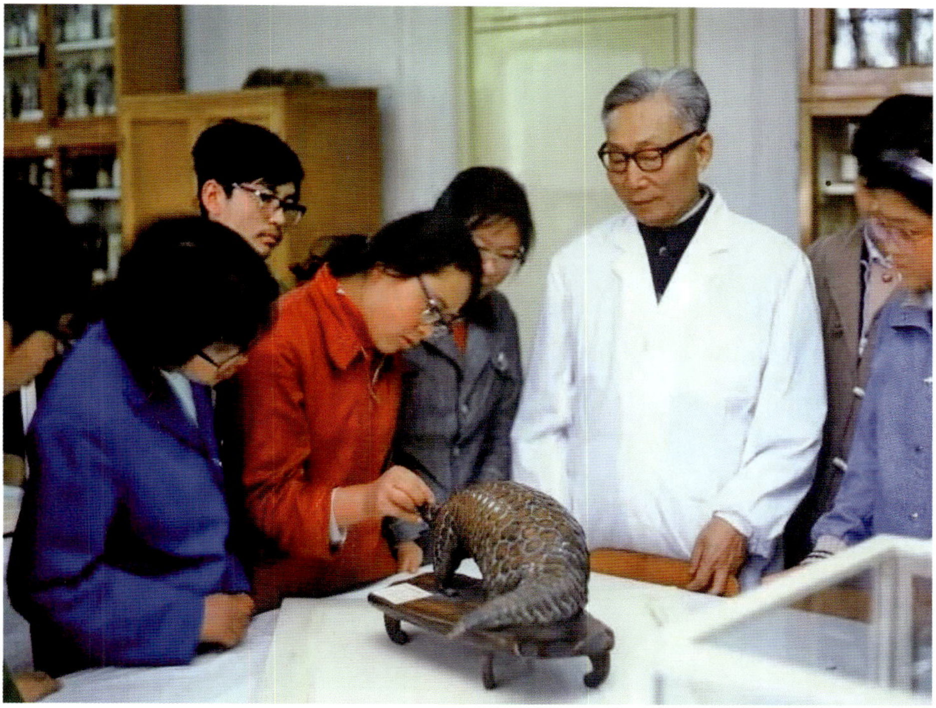

颜正华教授带教学生

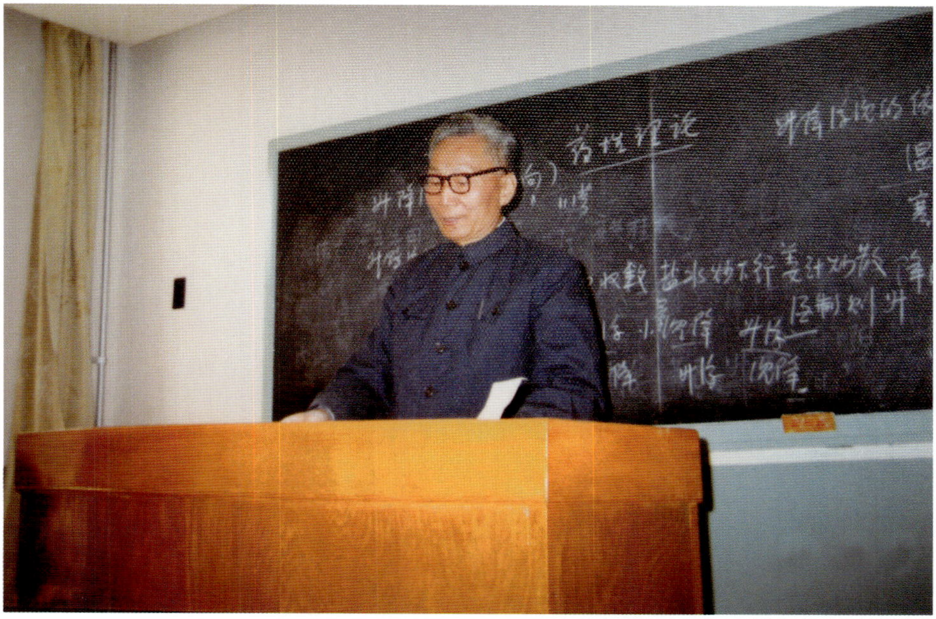

颜正华教授早年授课情景

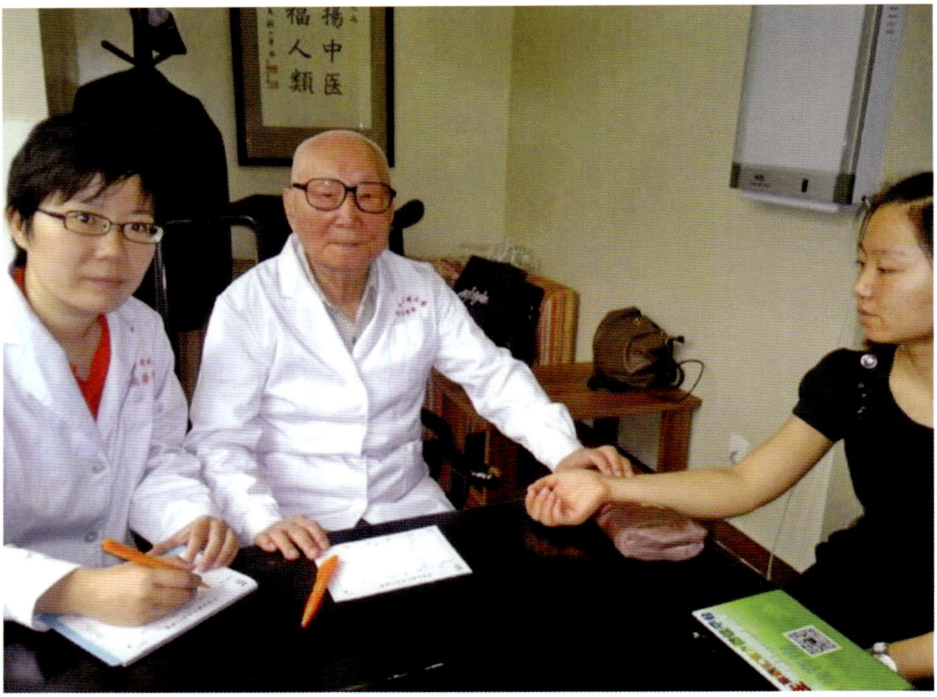

颜正华教授临证为患者把脉

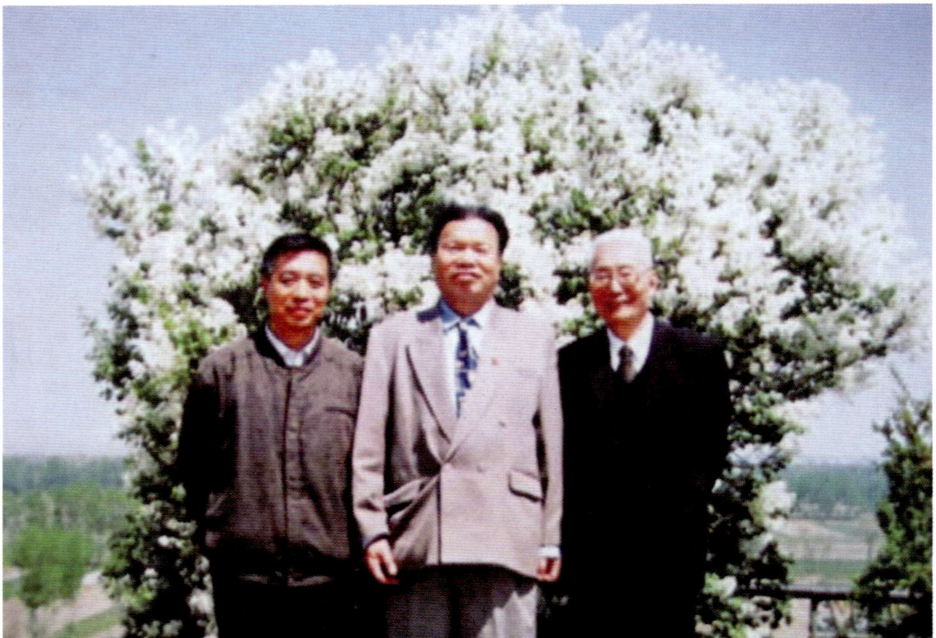

颜正华教授与中日友好医院原副院长印会河教授（中）、徒弟常章富（左）合影

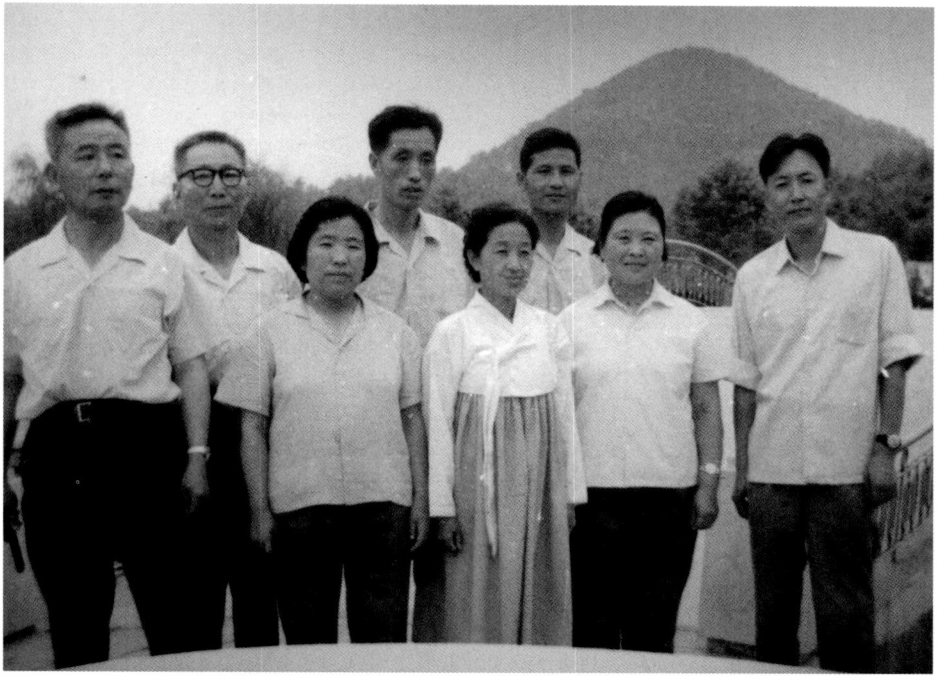

颜正华教授在朝鲜进行学术交流（左二）

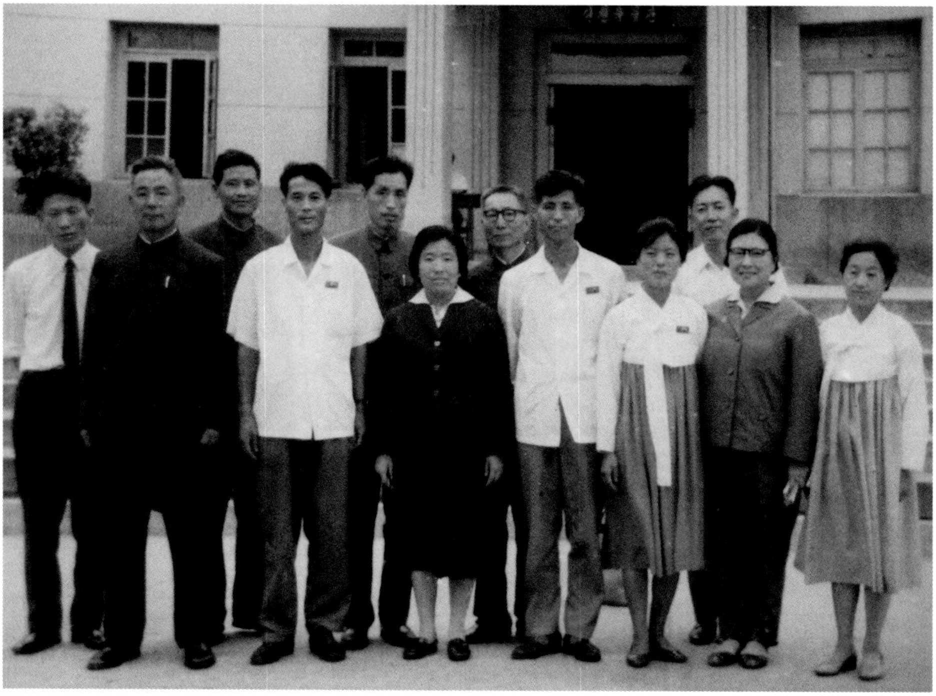

朝鲜学术交流（左七）

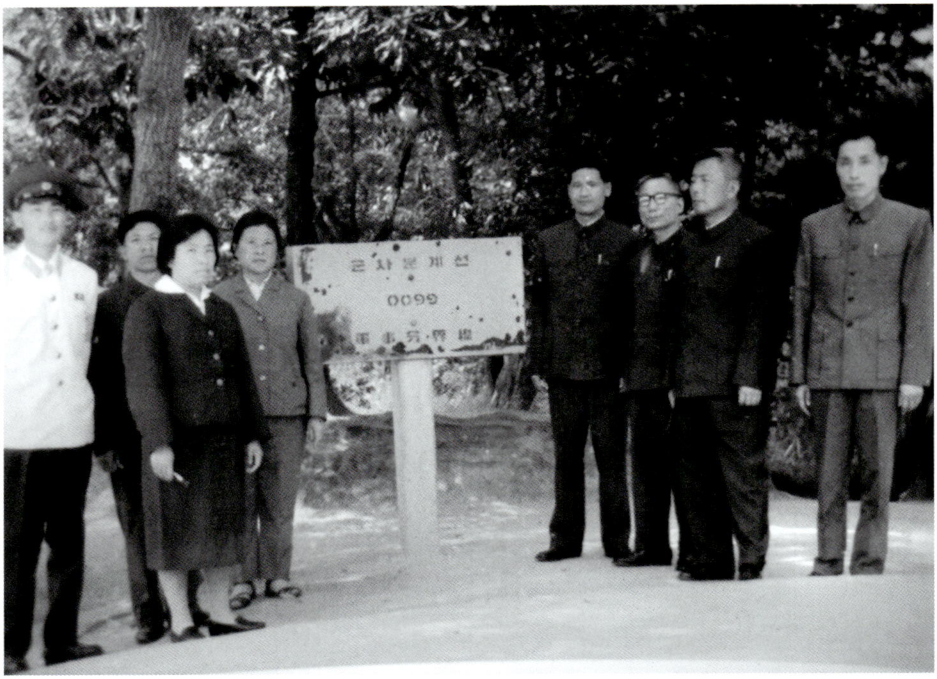

颜正华教授赴朝鲜考察（右三）

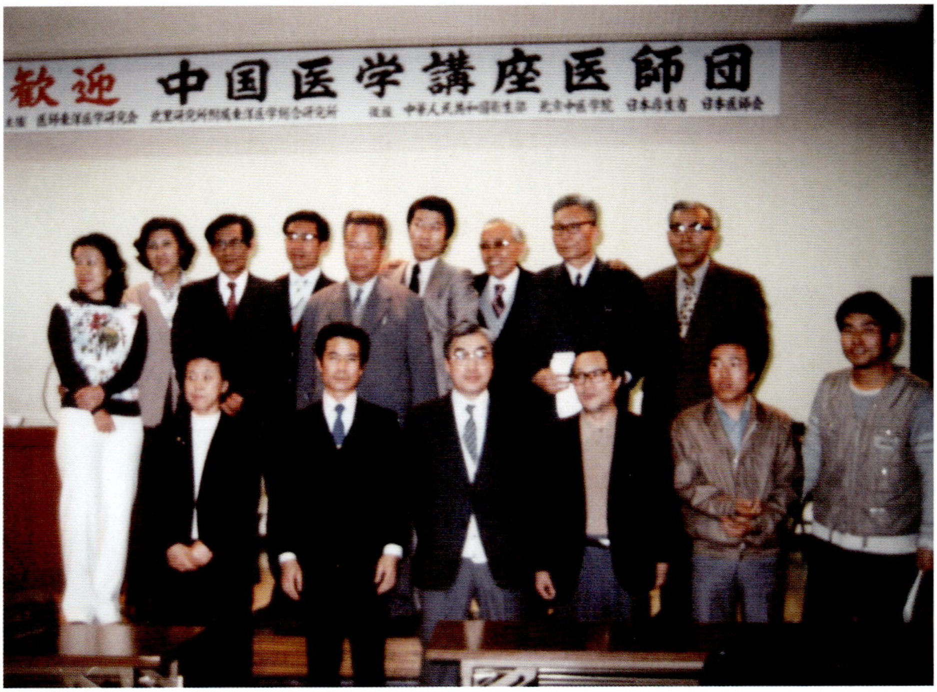

颜正华教授早年赴日访问（后排右二）

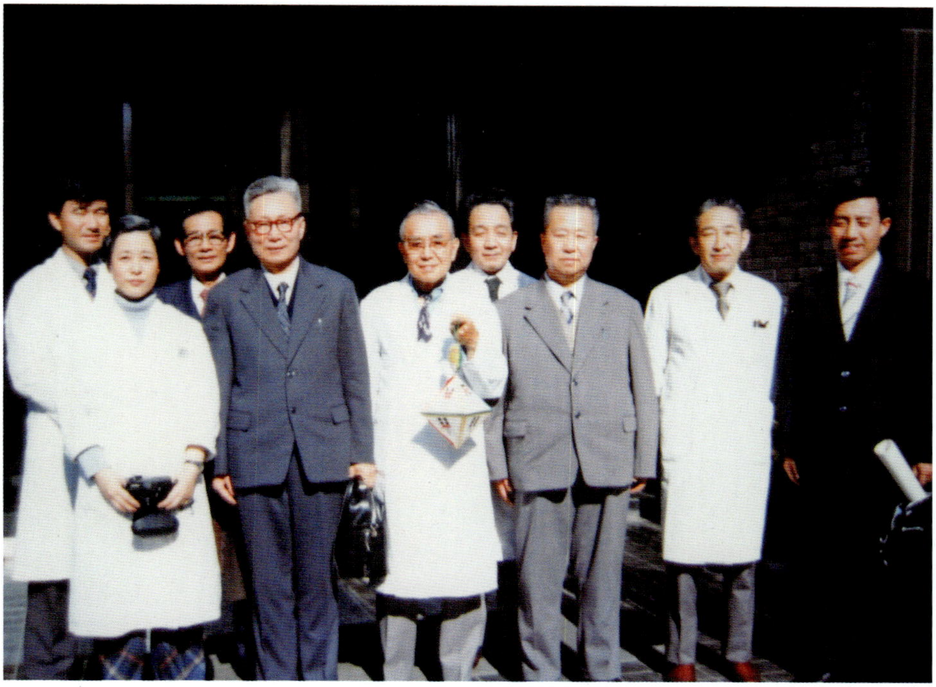

颜正华教授赴日讲学（左四）

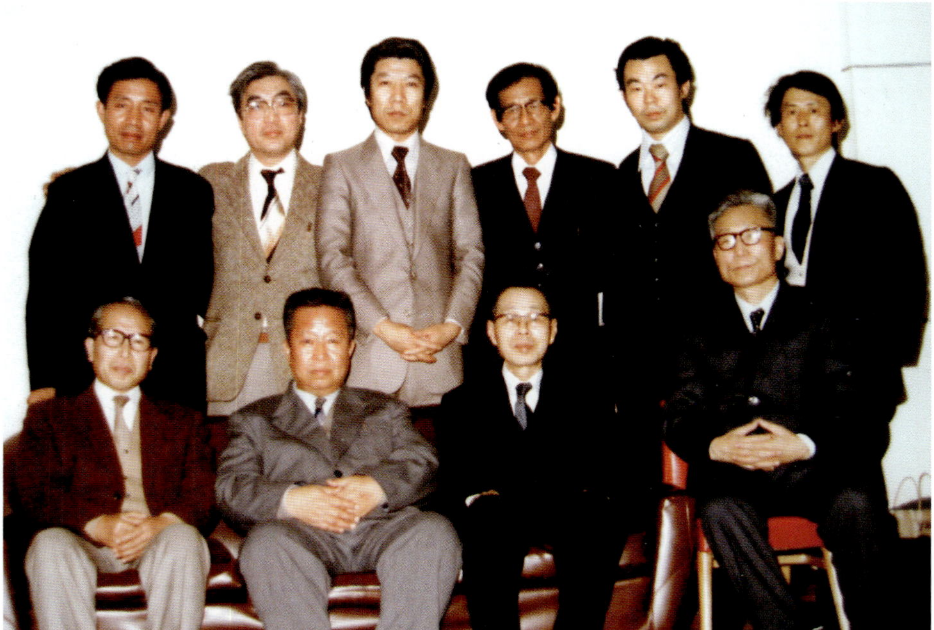

颜正华教授等与日本学者进行学术交流（前排右一）

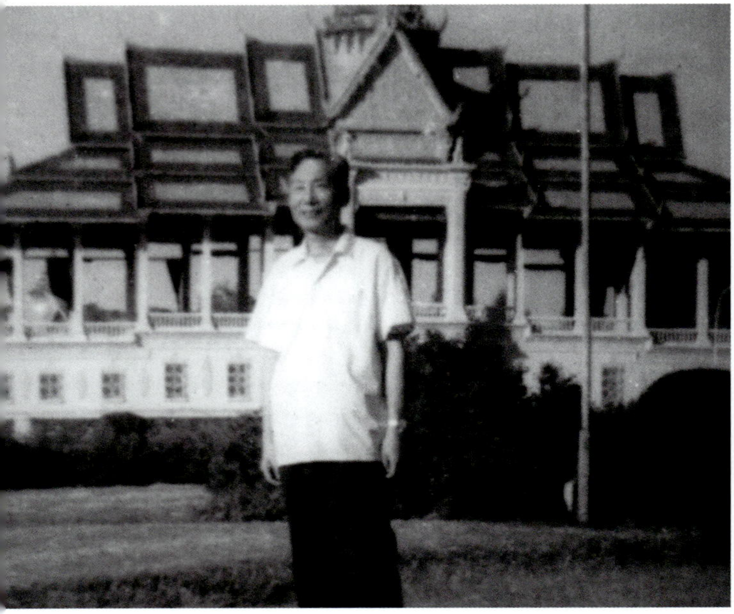

颜正华教授赴柬埔寨执行援外任务

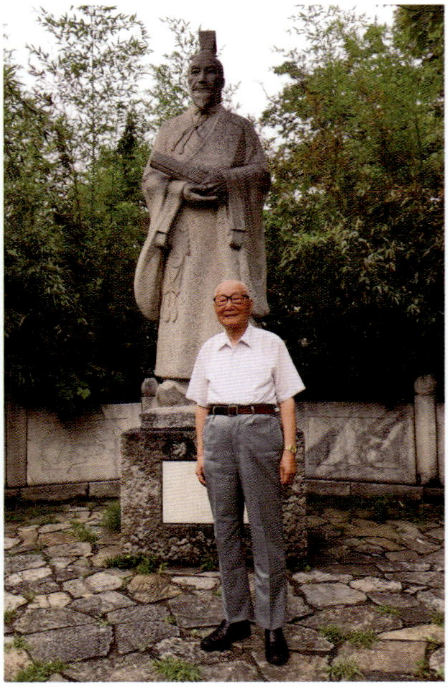

颜正华教授在北京
中医药大学张仲景雕像下留影

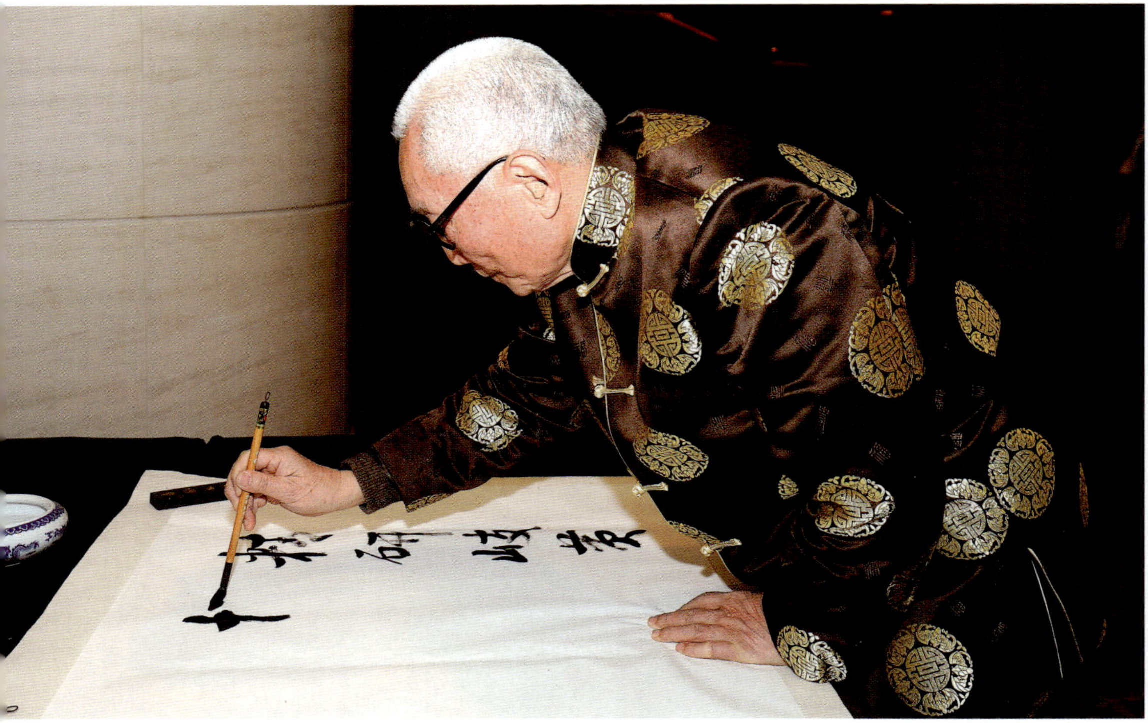

颜正华教授练习书法

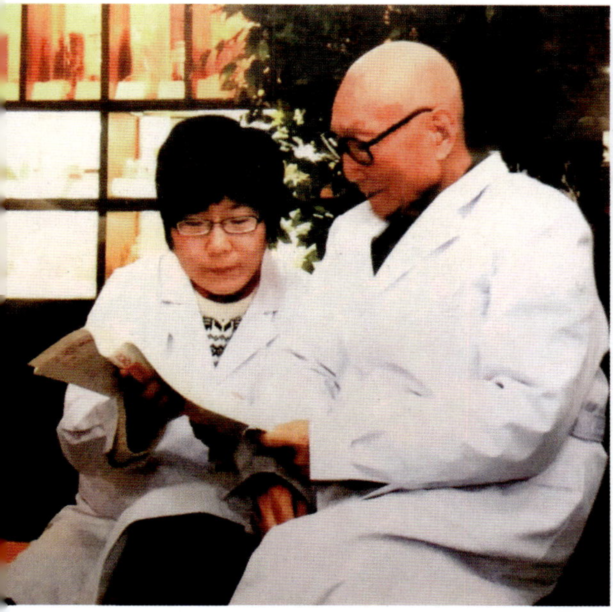

颜正华教授带教外孙女高琰

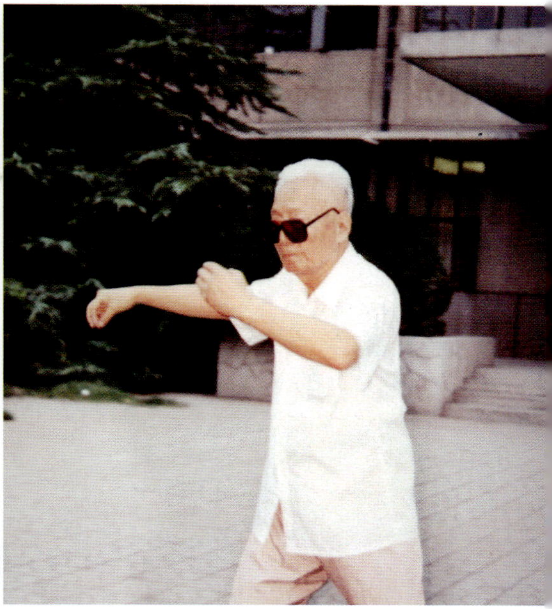

颜正华教授练健身拳

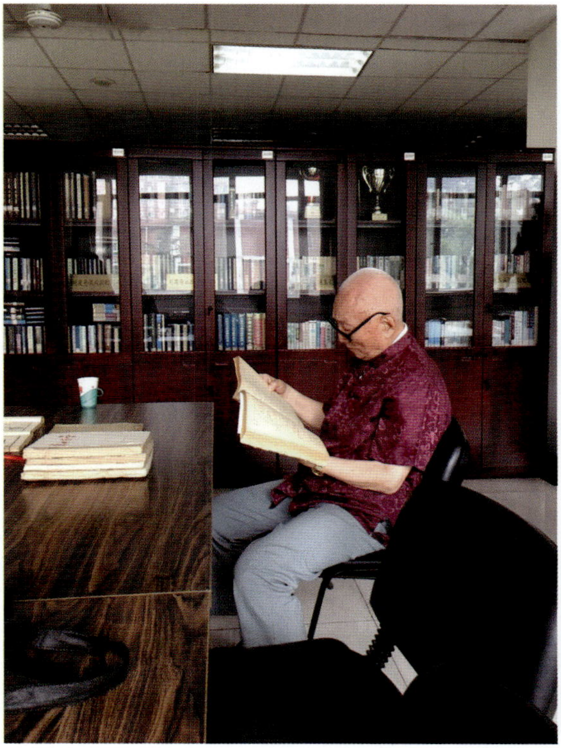

颜正华教授在图书馆看书

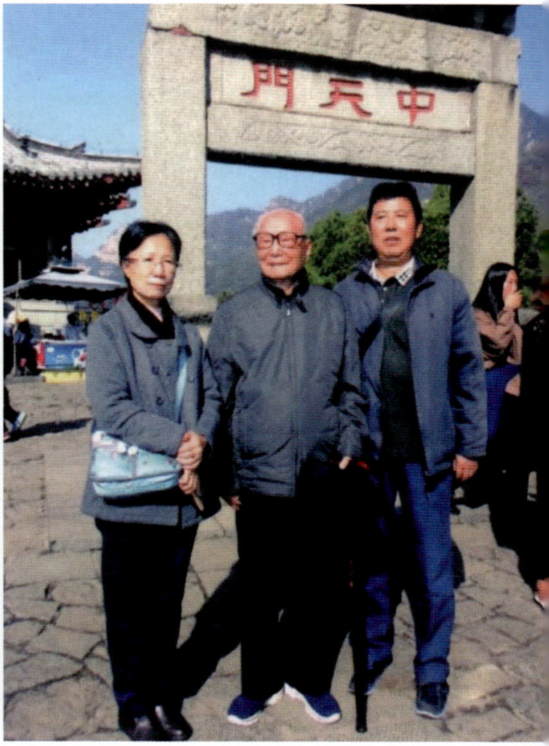

97 岁的颜正华教授与女儿、女婿登泰山

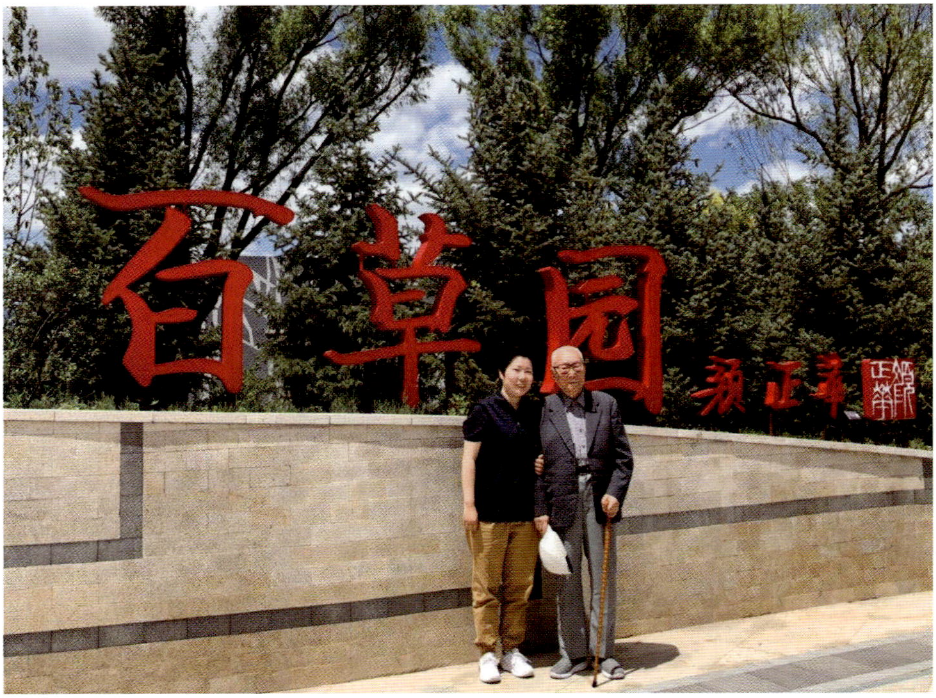

颜正华教授与外孙女高琰合影

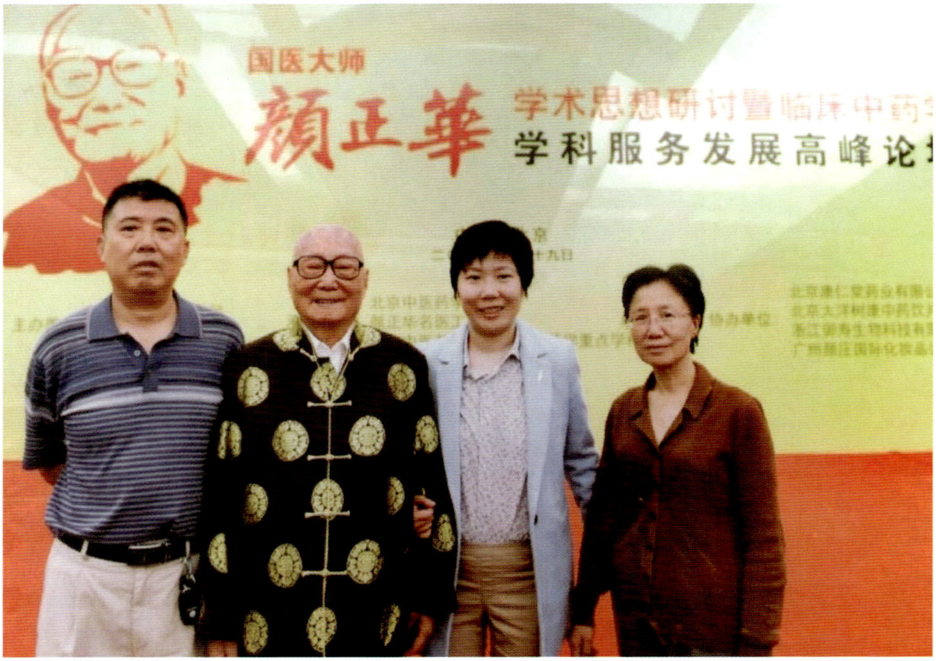

颜正华教授与女儿一家

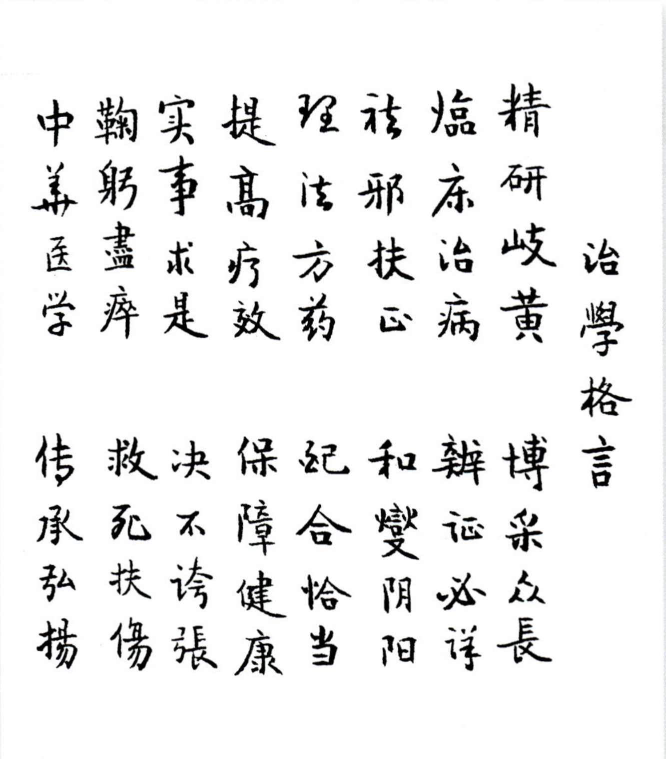

颜正华教授书写的治学格言

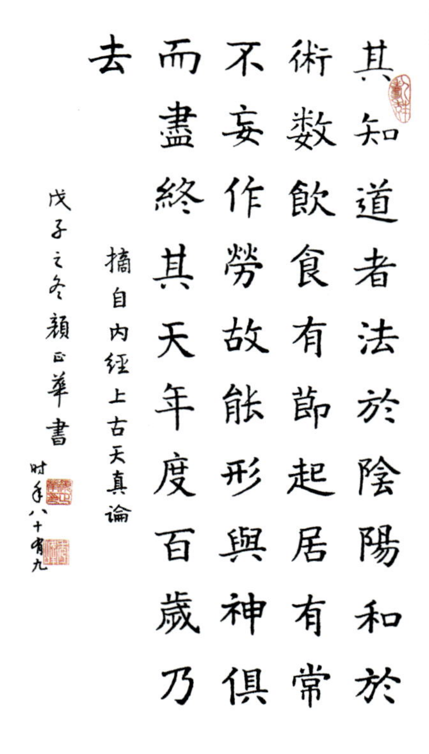

颜正华教授《 内经 》书法作品

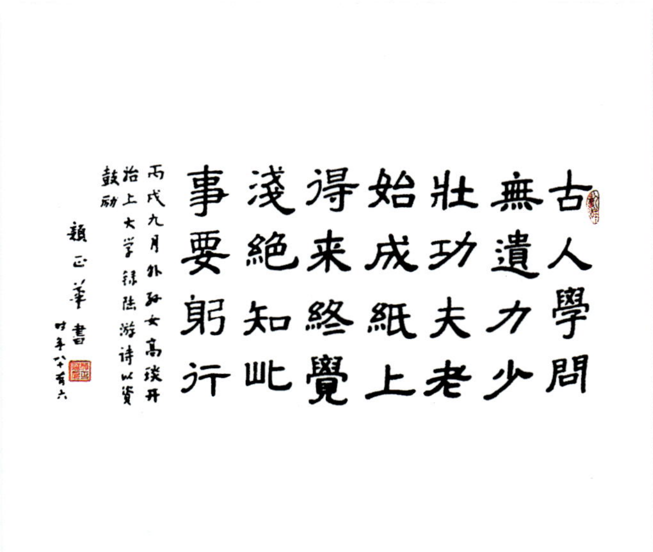

颜正华教授为外孙女高琰题诗

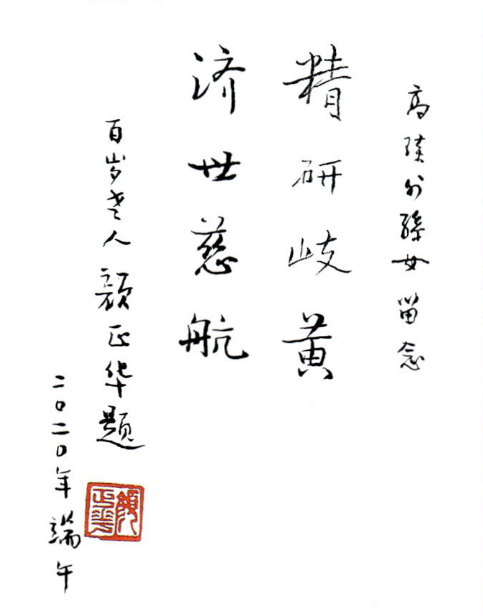

2020 年端午，颜正华教授为外孙女高琰题词

国医大师颜正华教授简介

颜正华，生于1920年2月，又名绍棠，字秀峰，江苏省丹阳市人，中共党员。童年时拜同邑儒医戴雨三习读医经典籍，后再拜江苏名医杨博良为师。杨氏为清末“孟河医派”代表性医家之一马培之的再传弟子。颜正华20岁满师归里，悬壶应诊，誉满乡里。1947年参加全县中医统考，名列榜首。中华人民共和国成立后，任丹阳县导墅区联合诊所所长兼区卫生工作者协会主任。1955年以优异成绩考入江苏省中医进修学校师资班（南京中医药大学前身），毕业后留校任教。1956年，南京中医学院成立，任中药学教研组组长。1957年奉卫生部调遣，调入北京中医学院，历任中医系中药教研组组长、中药教研室主任、中药研究所名誉所长、校学术委员会副主任委员等职。创建了北京中医学院（北京中医药大学前身）临床中药教研室，培养了大批中医药领域的中坚力量。颜正华教授为北京中医药大学终身教授、主任医师、中华中医药学会终身理事、国家级非物质文化遗产项目代表性传承人、北京市“首都国医名师”、国家首批“国医大师”，获全国中医药杰出贡献奖。曾任国务院第二届学位评定委员会医学药学组成员、国家教委科技委员会医药组成员、中国药典委员会委员、卫生部新药审评委员会委员、卫生部医学科学委员会委员、药学专业委员会委员、全国高等医药院校中医药专业教材编审委员会委员等。

颜正华教授从事中医药工作 80 余年，是著名的中医学家、中药学家、中医教育家，是我国中医高等教育中药学科的主要创始人和奠基人。先后在南京与北京两所中医学院主持中药学教学和研究工作。主持编写了大量教材，1956 年编写第一版中医学院《中药学》讲义，成为我国中药学正规教育的开篇之作，开创了中药学高等教育。1986 年主编的《临床实用中药学》，总结了其临床中药学研究的精髓，为我国临床中药学科的创建奠定基础。主编的《全国高等中医院校教学参考丛书·中药学》，成为高等中医药教育的圭臬。颜正华教授 1978 年受聘为硕士生导师，1984 年受聘为博士生导师，1991 年受聘为全国老中医药专家学术经验继承工作指导老师（师带徒），为国家培养了大批中医药人才，获得国务院颁发的“对中医药事业有突出贡献”的证书和特殊津贴，以及国家中医药管理局颁发的“全国老中医药专家经验继承工作优秀指导老师”“全国优秀中医临床人才研修项目优秀指导老师”等荣誉证书。

颜正华教授在长期的从医执教过程中，笔耕不辍，已出版的著作达 500 万字以上。同时，从未间断临床工作，并坚持指导学生实习，具有丰富的临床经验，擅长治疗多种内科、儿科及妇科疾病，主审由学生整理的《颜正华临证验案精选》《中国名中医——颜正华临证论治》《国医大师颜正华学术经验集成》《颜正华中药学思想与临床用药研究全集》等。其临床经验及学术思想，列入“十一五”国家科技支撑计划“名老中医临床经验、学术思想传承研究”项目。

高琰个人简介

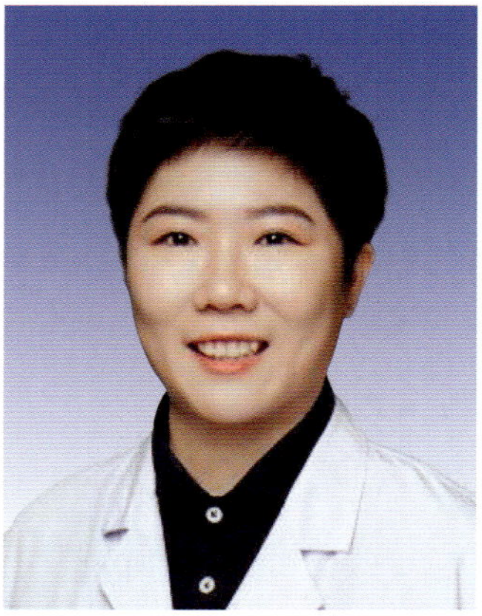

高琰，女，北京医院副主任医师，九三学社社员。首届国医大师颜正华教授家传弟子，孟河医派第五代传人。国家中医药管理局第七批全国老中医药专家学术经验继承工作继承人。国家中医药管理局“颜正华名医工作室”主要成员。主持中国中医科学院院内课题1项。现任中华中医药学会中药调剂与合理用药分会青年委员，曾任中华中医学会脾胃病分会第三届青年委员，北京中医药学会老年病专业委员会青年委员。主编《国医大师颜正华手抄医书七种》，参与编写国家卫生健康委员会“十三五”规划教材《中药学》《中药药性学专论》等专著10余部。擅长治疗脾胃病、老年病、代谢疾病等。

序　言

时光飞逝，岁月如梭，回忆我的中医生涯，从 20 世纪 30 年代后期开始学医至今，已走过 80 多年了。现在回溯过去，往事都历历在目。

我在日寇侵华，战火燎原的时代学医。我家庭本不算富裕，日寇在我家乡烧杀抢掠，一把火将我家烧了个精光，积蓄基本没有了。童年时的记忆便是随父母逃难，生活十分艰苦，为了谋生，父母让我学习医术。14 岁上私塾时，当地的名儒戴雨三老师开始教我背诵中医书籍，诸如《素问灵枢类纂》《伤寒论》《金匮要略》《汤头歌诀》《药性赋》和《脉诀》等，其中牵涉的尽是些“五行”“阴阳”“四气”“五味”等医学术语，再加上某些先贤们的文笔晦涩，所以初涉医门的我，也难免死记硬背。经过几年文化课和中医基础课的培养，这些中医“启蒙”读物，我已经完全熟背下来了。后来我又学习了《医学心悟》《类证治裁》《温病条辨》《女科辑要》等多部医书及大量医案，加深了对中医中药的理解。后有幸拜孟河医派杨博良先生为师（杨氏系孟河马培之的传人），经过 3 年不分昼夜地跟师临床学习，我发现患者病证复杂多变，我学过的书本内容远满足不了临床，需要不断积累经验、锻炼临床思辨能力，我才明白“尽信书，不如无书。为医之道，重在治病而不是读书”。于是，我自 10 多岁步入岐黄以来，无论处于什么情况下，从未间断过学习以充实自我，也从未脱离过临床。

1955年，我参加第一期南京中医进修班学习，这是我脱产学习西医知识的开始。在这以前，我大部分时间是在家乡行医，在丹阳县导墅区联合诊所任所长兼卫生工作者协会主任。接下来又加入江苏省中医进修学校师资班（南京中医药大学前身）学习，在此认识了我的同学印会河。我俩同是孟河医派的传人，又是老乡，自然成了好朋友。在进修学校里，我们一同下功夫探求中西医医理，后来留校任教。1956年南京中医学院成立，我任中药学教研组组长，编写了第一本《中药学》讲义。直到1957年夏季，我奉调支援北京中医学院，出任中医系中药教研组组长，开始了我长达半个多世纪的任教生涯。1962年我被安排在河南省商丘地区农村锻炼、开门办学，其间也培养了许多基层医生，在农村尽我所能医治患者。1968年我回学校任教，后来也曾赴柬埔寨、朝鲜进行医疗服务和考察，为当地医院和药厂的建立提供了很多指导和帮助。1980年我赴日本讲学，传播中医药文化。我在北京中医学院任教期间，晋升为教授、博士生导师，也培养了大量研究生。1986年我主编的《临床实用中药学》问世，这本书总结了我研究临床中药学的精髓，奠定了临床中药学的基础。

从医执教一辈子，我获得了很多荣誉。很多人问有什么学医的体会，我认为学习中医第一要打好基础，基本功比较扎实，这对以后学医、从事中医药研究和教学工作有很大的裨益。工作以后我主要从事中药教学，钻研中药的药性理论和临床应用，包括中药品种、中药药理、中药炮制、中药制剂等，并参阅了上自《神农本草经》下至《本草纲目》《本草纲目拾遗》《本草备要》《本草求真》等大量有关本草的书籍，完成了500多味常用中药性味、归经、功效、主治的总结，使得在医、药两个方面的知识得到不断深化。其后，还参加教学，除教授中药学外，还讲授方剂学、中医基础、中医诊断学等课程，以及进行临床带教，使我的中医基础知识得到了全面深化，为进一步做好临床和教学工作创造了条件。第二，学习中医还要理论联系实践，从临床实践中不断汲取养分，不断提高。中医药理论源于实践，又指导临床实践,而临床实践又检验了中医药理论,使其不断深化完善。如果说我在中医药学术上有所成就,那一定与我长期坚持临床实践有密切关系。第三,临床辨治疾病,要注意把辨证论治和辨病论治结合起来。辨证是指识别病证的具体情况,是辨病的基础;辨病是掌握疾病的总规律,是辨证的概括。只有两者结合,合理运用,才能识清病证,进行正确的治疗。医圣张仲景就是辨证、辨病有机结合的典范。当前,辨证与辨病又有了新的发展,辨证已由宏观为主体,发展为宏观微观并重;辨病已由单纯辨中医之病,发展为与辨中西医之病并重。对此,我们要认真学习,不断补充新的知识,才能适应新形势发展的需要。

我的临证经验之一是,遣方用药时注意顾护脾胃。人在出生后,主要靠健康的脾胃功能保证生长发育的需要,胃主受纳,脾主运化,两者相互配合,消化水谷,吸收精微,以营养全身组织器官。因此,脾胃为人的后天之本,要求我们时时注意顾护脾胃,如诊察疾病必须询问与脾胃有关的症状;辨证立法遣药组方时不忘脾胃;用药宜轻灵平和,不宜苦寒伤胃、滋腻碍脾。

最后,我想谈谈药性理论的重要性。中药是我们治疗疾病的武器,因此对中药性味归经、药理作用、功效主治都必须掌握牢固,临证组方才能得心应手,效如桴鼓。掌握中药的临床使用,核心内容就是药物的四气五味,就是药物的寒、热、温、凉四种药性和辛、酸、甘(淡)、苦、咸五种药味。一般来说,寒凉性的药物对功能上的病理亢进起抑制作用,温热性的药物对功能上的病理衰退起兴奋作用;酸者能涩能收,苦者能泻能燥能坚,甘者能补能和能缓,辛者能散能润能横行,咸者能下能软坚,淡者能利窍能渗泄。当然也有不少例外,就要求我们通过文献整理、临床实践来研究和验证,整理并完善药性理论,并采用现代科学知识和方法,把它逐步提高到现代科学水平上来,让它更好地指导我们临床实践。

如今,我已步入 97 岁,作为一个高龄老人,仍然能在临床工作,我感到十分快乐。行医 70 多年,执教 50 多年,我的徒弟常章富教授曾总结我的学术经验并将其收录在《国医大师颜正华学术经验集成》中，后来我的徒弟张冰教授又进一步完善，著有《颜正华中药学思想与临床用药研究全集》，可以说已经非常完备了。我的外孙女高琰这10年来一直跟随我出诊，侍诊我左右，其间有许多行医故事，也有我近些年的一些临床体会和养生经验，她都非常细心地记录了下来，于是有了这本书。我是孟河医派的传人，我曾为我老师杨博良先生的医案题词“醇正尚和缓，平淡见神奇”，我认为这是孟河医派从始祖费伯雄先生开始一直传承下来的特点，我自己在行医中也一直恪守这个原则，故选本书的书名为“平淡之中见神奇”。在此也感谢出版社编辑们的辛勤工作，将此书奉献给大家。希望诸位能从此书中获得一些启发和帮助，在平淡中体悟中医的奥妙，在平淡中获得健康、长寿的秘诀。

颜正华

2017年于北京

前　言

江苏丹阳中医学术源远流长、名医辈出。清末民初，孟河医派传人贺季衡开创丹阳贺氏医学流派，成为丹阳中医史上首创的学术流派。2009 年在我国第一次评选出的 30 位国医大师中，丹阳籍颜正华、颜德馨榜上有名。著名的中医学家、中药学家与中医教育家，我国中医高等教育中药学科的主要创始人和奠基人之一的颜正华，就是其中的杰出代表。

颜正华先生，1920 年生于江苏丹阳，自幼师从儒医戴雨三，后拜孟河医派传人杨博良为师，成为孟河医派的第四代传人。短短几年间，他即满师归里，悬壶济世，赢得了乡里的广泛赞誉。1955 年，他以优异成绩考入江苏省中医进修学校师资班(南京中医药大学前身)。1956 年，南京中医学院成立，颜正华先生担任中药学教研组组长。1957 年，他受卫生部调遣调入北京中医学院。历任中医系中药教研组组长、中药教研室主任、中药研究所名誉所长等职。2008 年被评为"首都国医名师"。2009 年被选为国家级首届"国医大师"，同年被聘为中华中医药学会终身理事，并获"终身成就奖"。

在 80 余年的行医生涯和 50 余年的教学生涯中，颜正华先生笔耕不辍，著作丰硕，其已出版的著作累计超过 500 万字。自 1956 年起，他参与创办我国高等中医药教育，主编的中医学院《中药学》讲义，成为我国中药学正规教育的开篇之作，开创中药学高等教育。1986 年，他主编的《临床实用中药学》,总结了其临床中药学研究的精髓,为我国临床中药学科的创建奠定基础。他主编的全国高等中医院校教学参考丛书《中药学》,成为高等中医药教育的圭臬。

颜正华先生在教育方面严谨治学,毫无保留地向学生传授中医药知识与临床经验。他注重实践教学,亲自带学生上山采药,辨识药物品种,并在诊室中言传身教,将所学所见倾囊相授。他创建临床中药教研室,将多年的教学经验总结为一套完整的临床中药学教学方法,成为各级教学活动的典范。颜正华先生培养的学生已成为中医药领域的中坚力量,既有国家药典委员会委员、国家级重点学科带头人及博士生导师,亦有国家"万人计划"教学名师、全国高等中医药教学名师、全国优秀科技工作者、首都名中医、全国老中医药专家学术经验继承工作指导教师,为中医药事业的传承弘扬做出了巨大贡献。

颜正华先生在临床上德艺双馨,一生秉持"精诚仁和"的原则,为患者诊疗,始终心怀恻隐之心,对待患者无分贫富贵贱,诊病处方,一视同仁。他尤其擅治中医内科杂病及疑难病症,遣药组方,知常达变,在平淡中见奇效。他推崇未病先防、已病防变的理念,并将其贯穿于诊治的各个环节,屡屡挽救患者于危难之间,医名远播五洲四海。

颜正华先生曾多次出国考察与讲学。1973 年,他应邀随团赴朝鲜进行医学考察和学术交流,取得了显著成效。1976 年,奉命赴柬埔寨执行援外任务,为当地培训医药人员,讲授中药学。1981 年,应日本东洋医学研究会之邀,带团赴日讲学,讲授"常用中药的性能应用""补益剂""胃炎的诊治"及"中药十八反"等内容,受到高度赞誉,为中医药走向世界和中外文化交流做出了有益的贡献。

颜正华先生淡泊宽厚,熟谙本草,矢志岐黄,继承孟河医派之精髓,用药讲究醇正和缓,平淡见神奇,德高品端,深受学生与患者爱戴,堪为岐黄学子的典范。颜正华先生与新中国的中医药事业同发展,共辉煌。

本书内容曾于 2017 年以《大国医：平淡之中见神奇》为题出版，获得了读者的广泛关注与好评。今有幸由人民卫生出版社出版，修正了书中的疏漏之处，以期更臻完善。本书的出版，既是记录老一辈中医药专家的事迹，又是为多维度传承他们的学术思想与临床经验。在此，感谢中国中医科学院科技创新工程项目的支持，感谢颜彩云教授、常章富教授、邓娟教授、张冰教授、高承琪教授、王品女士、佟鑫海女士的帮助。

在本书出版过程中，颜正华先生于 2025 年 6 月仙逝，先生的学术生命，已如他所熟稔的本草，根植厚土，枝叶升发，融入这门伟大学问的生生不息之中。我们缅怀他，最好的方式，便是让这薪火，燃得更亮，传得更远。

高　琰

2026 年 1 月

目 录

第一章
祛邪扶正，辨证必详

壹

以“辨”应变，融会新知

2003年4月的一个早晨，我正要去国医堂出诊，却接到卫生防疫部门的通知，要求我必须在家里进行“医学隔离”。不一会儿，在学校图书馆工作的女儿也接到单位电话，说最近“非典”（编者注：严重急性呼吸综合征，曾称传染性非典型肺炎，简称“非典”）的疫情挺严重，这周可以不用去上班了，在家里好好休息等通知。一时间，我们父女俩都被要求回家，不能出家门。我在大学工作这么多年，工作日不用去上班，这是很少见的。从古至今，传染病从未间断过，人类与它们经历着一次次斗争，凭借我多年的从医经验判断，这次“非典”一定是一场传染性严重的疫情。这类传染病不仅一年四季都可以发生，男女老少均能得病，而且大多发病急骤、发展迅速、变化较多、病情较重，严重者可导致死亡或留下难以康复的后遗症，中医认为这些疫病属于温病范畴，古人把这类疾病叫作瘟疫。数千年来，我国历史文献中有许多关于传染病流行的记载，20世纪随着抗生素的问世和西医医疗技术的提高，针对许多传染病有了有效预防和治疗的手段，但仍有许多如耐药、毒性及不良反应等尚未解决的问题，特别是新型传染病不断出现，使得许多急性传染病未能得到及时有效的控制。历代中医在与温热病作斗争中积累了大量经验，在历史上数次疫病暴发时都起到了积极作用，加上近年来不断深入的理论研究和临床实践，传统的温病学有了新的发展和突破，受到了国内外医学界的肯定和重视。中医往往在控制疫情中可以起到预想不到的效果。

我和女儿都在北京中医药大学里工作、生活，我每周都出门诊接触患者，我们父女俩同时被隔离，一定是我的原因。我仔细回想一个星期前，确实遇到过这样一个患者，那时候“非典”疫情还没有蔓延。4 月 10 日是我日常出诊时间，一位北京中医药大学大三的学生因高热，来国医堂找我看病。这个患者来我这里就诊前已经在中日友好医院做了 3 次胸部 X 线检查，医院诊断为肺炎，应用了抗生素治疗，但发热没有得到很好的控制。我询问了他的症状，查看了舌苔脉象以后，按温热病辨证施治。不管西医诊断为什么病，我们依据中医传统的望闻问切四诊合参，有什么证，我们辨证治疗就好了。而我的学生看完他在医院的诊断之后，当即就跟我说：“老师，我们怀疑他患了传染性非典型肺炎。”那时候已经是“非典”初期，只是这个病传染速度太快了，又是一个“新病”，中西医都还没能充分认识和研究到这个病的特征和治疗方法。

我想大概就是因为这个患者，我被“医学隔离”了。刚刚回想到这里，学生就打来电话了：“老师，怎么样，还好吧？”语气十分紧张。原来她得知我被隔离了，心里很着急，赶紧打电话来问我好不好。她说，附近的东直门医院有个患者因为患“非典”，病情恶化，最后去世了，还有医院的医务人员也被感染了，社会上出现了恐慌情绪。我立刻想起门诊那天她也接触过那个患者，就问她：“你没发热吧，你没有症状吧？”一问她，她更紧张了，跟我说：“老师，我没有发热，但感觉身上有点热……”她也明白自己觉得发热是心理作用，然而仍觉得不舒服。她接着说：“咱们那天看的那个疑似病例，没过多久就被北京第六医院确诊了，他是我们学校第一例确诊的‘非典’患者。”其实，我并没有太多的想法，这一辈子接触了太多的患者，各种传染病都见过，如今无论遇到什么样的病情，相信医学上一定会有有效的治疗方法。

回想起“非典”刚刚传播开的那几天，社会上都在讨论这个病，国内外都有感染，传播广泛，又缺乏有效的治疗方法，新闻上报道都是感染上就有死亡病例，大家都被恐惧的气氛所笼罩。医院里有一些一线医生，在急诊接触了感染患者，在各个科室穿行，从化验室到放射科，从放射科又到别的地方，传染就是这样引起的。当时卫生部发文要求对发热的患者都要进行初步筛查，之后还要去发热门诊进一步进行筛查，再三确认发热的患者到底是不是患了“非典”。我的学生们纷纷打电话来劝我，让我停诊一段时间。我当时觉得不用害怕，年轻时农村经常会有瘟疫流行，那时我在家乡行医，还不是照常应约出诊，只要自己注意防护就行了。况且，一名医生，以治病救人为己任，要有责任感，所以要不断从书籍上或者临床上学习，提高自己的医术，要诊治疑难杂症，不临床不去面对怎么能行？人命关天，在这种危难时刻，医生就应该挺身而出，要相信医学。我对学生说：“不能停诊，作为医生都不敢出诊，那我们的患者找谁看病？”就这样，徒弟们也跟着我照常出诊。当时全北京城已经充满了谈“非”色变的紧张气氛，很多民营企业和事业单位早已经停止上班了。我的一些学生住得都挺远的，来国医堂路上要穿过几个城区，车程要一个多小时。2003 年不像现在，私家车没那么普遍，我们都是乘坐公交车，这就更增加了交叉感染的风险。

对于上次遇到的那个确诊病例，我心里一直回忆着接诊的过程。我有个习惯，每次出门诊都要把患者的病情、诊断、用药详细记录保留下来，不仅给患者一份底方，自己也复写一份，以便患者下次复诊时我能全面掌握治疗情况。所以，每次出诊我都自己携带了厚厚的一叠就诊过的患者的底方，只要患者来复诊，我都能拿出他上次的处方，且按照时间顺序整理好，所以每个患者我都是牢牢挂在心上的。我给患者开药一般是 7~14 剂，每日 1 剂，1 个疗程过去，我会想，他会不会来复诊，症状有没有缓解，下一阶段该怎么来治疗。每次的门诊对我来说，其实都是一场考试。我几十年都是每周六上午出诊，每周五睡觉前，经常会在脑子里过一遍上周来的都是什么样的患者，看的是什么病，明天都会来哪些患者，新患者、老患者都有。所以年纪大了以后，门诊前的一个晚上也经常失眠。

我对这个"非典"患者的病情也记忆深刻，现在还记得他姓洪，21岁的小伙子，拍胸部X线片提示肺纹理增粗、紊乱，他发热3天，体温持续在38℃以上，发热，畏寒，无汗，口干，乏力，头痛，大便溏且每日1~2次，腰酸，小便正常，服用抗生素效果不佳。舌暗红、苔黄腻，脉滑数。我初步判断中医属湿热内蕴，复感外邪，治以辛凉解表，清热利湿。具体方药如下：

荆芥 10g	薄荷 6g	金银花 15g	连翘 10g
桔梗 6g	生甘草 5g	秦艽 10g	青蒿 10g
竹叶 10g	芦根 30g	板蓝根 30g	茯苓 30g
泽泻 15g			

7剂。水煎服，每日1剂。

处方中有这么一味药——青蒿。近年来，中药的功用逐渐被老百姓了解，中医走出国门，被世界接纳。2015年屠呦呦研究员因青蒿素的研究获得了诺贝尔奖，青蒿的药效才得以被全世界广泛认识。其实中医中药博大精深，青蒿作为中药，应用的历史悠久。《本草纲目》中就有青蒿"治疟疾寒热"的记载。葛洪《肘后备急方》则更早地记述了其用法："青蒿一握，以水二升渍，绞取汁，尽服之"，用以治寒热诸疟。《本草图经》谓其"治骨蒸劳热为最，古方多单用之"。后世多部本草书籍都有对其临床功效的描述，几百年来都被医家应用于热病的治疗。古代中医虽没有认识到细菌、病毒这些致病原，但中药解热、镇痛、抗感染、抗菌、抗病毒、抗肿瘤等类似作用则很早就被用在治疗上。在20世纪60年代，越南军民感染疟疾，无特效药可治，请求中国政府支持，希望找到治疟疾的新药。当时在中央的统一部署下，在全国范围内筛选了几千种中药，发现青蒿治疟效果最好。以此为契机，我国从20世纪70年代开始研究青蒿中治疗疟疾的有效成分。在耗费了大量的人力物力之后，终于找到了与以往结构不同的新的抗疟有效成分"青蒿素"，接着在全国各地扩大临床试验。截至 1978 年，共治疗 2 099 例，全部临床治愈。青蒿素为含过氧桥结构的倍半萜内酯类化合物，具有高效、速效、低毒的特点，青蒿素的发现是抗疟药物史上继喹啉类以后的重大突破，为弘扬中医学作出了贡献。

我在 2003 年治疗这位发热患者时就应用了 10g 青蒿，治疗他的温邪发热。青蒿芳香气清，苦寒而不伤脾胃，不伤阴血，又可使阴分伏热透出阳分，治疗温热病寒热往来，所以最适合这个患者，再配合一些清热解毒、解表宣肺、利湿之品。临床上我是比较注重调理患者脾胃的，如果一个人脾胃不好的话，就不用谈其他问题了。人首先要护脾胃，脾胃好了，人的气血才好，免疫力才可以跟上去。这样他一旦生病，恢复起来也比别人更快一些。所以我在汤药里也加入了茯苓，健脾益胃，利水渗湿，也能治疗他大便溏泄。茯苓是我在临床上经常应用的药物，味甘淡，性平，没有偏性，是非常好的健脾药。这位患者确诊为“非典”前我把他的病情稳定下来，这就是以辨病辨证为基础，中医能应对现代各种变化多端的病症，传统中医也可以治“现代病”。

我今年(2017 年)97 岁了，行医 70 多年，可以说 70 多年积攒的临床经验不少，但每一次面诊患者我都怀着学习的态度，把看病当作考试一般，细致地问诊、切脉，仔细地分析病情，认真地辨证，全身心地投入治疗中。如今，我还在坚持每周出诊一个半天，仍全身心地投入临床工作中。我觉得自己非常幸运，能有治病救人的本领，也算是对社会有所贡献了。

胆大心细，详查病因

我在国医堂出诊时，看消化系统疾病的患者不少，其中我印象深刻的，就有这么一位“胃细胞肠化”的患者。

这位患者 30 多岁，山东人。他第一次来就给我看了胃镜诊断的结果，西医说他是慢性萎缩性胃炎，活检病理提示胃黏膜细胞肠化生，西医学认为这是癌前病变。通俗来讲，胃的黏膜上是一种细胞，肠道的黏膜上是另一种细胞，如果胃里出现了肠道的细胞，就是病变的表现。这位患者的胃老不舒服，想在我这里调理。我说行！但是胃病要长期调理，胃黏膜修复要半年的时间，吃中药要坚持，而且胃病“三分治，七分养”，要按照我的要求调理饮食、生活起居才行。就这样他每次都从山东跑到国医堂来，大概半个月到一个月来一次。开汤药调理了两三个月，他再来时，特别高兴地跟我说：“颜老，我吃您开的药有一段时间了，最近觉得胃没先前那么难受了，基本没症状了。”他说过几天想去再做个胃镜复查一下，看一看有没有变化。半个月后他拿来了医院的检查结果，胃镜示慢性浅表性胃炎，病理结果示肠化生已经没有了。他自己也非常激动，到处寻医问药才找到我这里，他说幸好坚持中药调理，自己养护好胃，才使病情缓解。

这个患者后来坚持来了两三年，每个月从山东坐火车到北京来看病，那还是十年前，坐火车也挺辛苦的。直到我 90 岁以后不在国医堂出门诊了，念在他是老患者，我就让他到家里来看病。他每次来都会带几只山东特产德州扒鸡来，我知道他是在用这种方式感激我。

有一次他来我家，我发现他脸色萎黄，详细一问，他说开始时发现自己手心黄，后来身上皮肤也黄了。难道是黄疸了？我又看了看他的眼睛巩膜，倒是不黄。以前给他看病也没有记录过他有肝胆病史，并且他也没有任何相关症状。一般黄疸原因有溶血性、肝细胞性和胆汁淤积性三种，而且以皮肤黏膜和巩膜黄染为主，所以我很奇怪，这是怎么回事儿呢？我让他去医院抽血化验一下，医院做了血常规、血生化、尿常规、乙肝五项、丙肝抗体、腹部 B 超等，没查出什么毛病。他也很着急，忙问我还要做什么检查。我想还是得仔细找找原因，于是问他平时有什么饮食偏好，他这才想起来，他平时喜欢吃胡萝卜和南瓜。他告诉我，他每天都要吃上一些，从不间断。我建议他停一段时间，看看皮肤还黄不黄。过了大概半个月，他电话里说皮肤黄色消失了，又约好了时间来看病。来到家里坐下，他冲我咧嘴笑，顺势从背后拿出两盒德州扒鸡，对我说：“颜老，我听了您的话，回去把胡萝卜和南瓜停了，不吃了，这一不吃，还挺不习惯，不过还好我坚持下来了，身上的黄色渐渐退了下去，原来我被胡萝卜和南瓜染色了！”我心里也很高兴，避免了不必要的繁杂检查。现代医学将这种表现称为胡萝卜素血症，进食过量富含胡萝卜素的食物，如胡萝卜、南瓜、橘子等就会出现手掌、足跖、颜面呈橙黄色，停止食用后，黄色就会消失。

这个患者让我印象深刻，看病就要心细，每次都要问诊细，望诊细，闻诊细，脉诊细，环环相扣，缺一不可。每来一位患者，抓到患者的主症后，要围绕主症，对患者进行有步骤的、详细的望闻问切。患者第一次就诊，我的习惯是先要问患者最不舒服的症状，如果在医院或者其他中医门诊已经有过诊断和治疗的，要问他治疗经过和用药情况。另外，起病原因、伴随症状和生活习惯，还有家族病史、既往史等，这些都要详细问过。复诊的患者，要将服药后的病情变化记录下来。所以我的每个患者“四诊”时间都不少于 15 分钟，再加上思考开药处方的时间至少半小时。

我认为，看病就像是在下棋。中医讲正气和邪气，邪正交争，用药就是鼓舞正气，对抗邪气，在此过程中，敌我局势要做到心中有数，才能攻破疾病，自己排兵布阵要有分寸，处方才有章法，能做到这些，自然花费的时间就长了。耐心地倾听患者的病情，详细地诊查，谨慎处方是医生的责任，也是对患者的尊重，能取得满意的疗效，获得患者的信任才是医生最大的成就！

义理得当，平淡出奇

就诊的患者刚拿着方子离开，前一位看过病的老先生便急匆匆地向我走过来，边说边咳嗽，右手还举着方才抓好药的处方：“颜大夫，这药怎么这么便宜？给我吃能管用吗？我可是看了好多老专家都治不好我这‘老慢支’(**编者注:**慢性支气管炎的俗称),这药能行吗?”

我常遇到这样的患者,全国各地跑来北京看病的都有,非常辛苦地找到我,排队、挂号,费尽周折,就因为当地治疗无效,对我这里抱有很大的期望。初次看病,不了解我的处方风格,对我开出的十几味药的方子心里没底。

补药、名贵药材才能治疗疑难杂症,这是许多人对中医的误解。中医讲究道地药材,是指在一特定自然条件、生态环境的地域内所产的药材,因生产较为集中,栽培技术、采收、加工也都有一定的讲究,以致较同种药材在其他地区所产者品质佳、疗效好。道地,也就是地道,也即功效地道实在,确切可靠。我是研究临床中药学的,更重视药性理论,药物治病的基本作用是恢复脏腑功能的协调,运用药物的偏性以消除偏盛、偏衰的病理现象,我开药从来不去考虑这个药的稀有名贵程度。

每每遇到这样的患者,我都会语气和缓地跟他解释:“能把病治好才是关键,药味多、药量大、药品贵,治不了病,也没有用,你先吃了看看,再来复诊。”如果患者能配合医生服药,往往事半功倍,心理上也有很大帮助。要是患者半信半疑,依从性差,便不容易医治好他的病。所以对患者要耐心劝导,细心解释,不然就要拿疗效证明。

过了一段时间,那位老先生又出现在我的诊室。这次他来,我见他已经不咳嗽了,精神也好了很多,就问他觉得怎么样了。老先生这次语气和态度大为改观,不那么急躁了:“颜大夫,上次真是不好意思啊,我回去就吃了您给我开的七服药,一开始还不信这么便宜的药能治好我的病,没想到药吃完了,我这咳嗽还真见好了,我还得坚持吃药,一顿不能落下!这不今天我早早就来复诊了。”我笑了笑,继续询问他的病情,再为他调整处方。告诉他平时饮食、起居的注意事项,这次他眼神十分专注,甚至用笔认真记录,我这次放心了,得到患者的信任,才能更好地医治他。

“做医生是一个职业,也是一门学问。”这是我年轻的时候恩师马培之再传弟子杨博良先生一直在教导我的。当医生的首要义务是努力钻研医术，更新知识，传承经验，提高疗效；另一方面，医生把患者当作亲人，多为患者着想，急患者之所急，他在治病时就更能体贴患者，想方设法替患者解决病痛。同时，他也能帮助患者解决精神上的问题，让他们重树治病的信心，增加对中医的信任。像这位老先生，期望药专力宏，用好药，药到病除，这是人之常情。

我给老先生开的方子，是治疗咳嗽的，止嗽散加减。方中有荆芥、款冬花、贝母、甘草、紫菀、百部、白前等，老先生有黄痰，舌苔还有点黄腻，这说明他肺还有点痰热，我又给他在这个方子的基础上加了点黄芩、竹茹，清热化痰。方子简单、不贵、轻灵，疗效又很好。这是我开方的一贯风格：四两拨千斤，尽量不投猛剂，不用大剂，多用平和药，在平中见奇。中药的品种很多，有一部分是可以用作食疗的，用起来比较安全，没有什么毒性及不良反应。比如生活中有一味常见中药——枸杞子，它很便宜，滋补肝肾的功效又非常好，而且人人都可以吃。新鲜的枸杞果，皮薄、肉嫩、汁儿多，味道甜而清香。枸杞子晒干了，就可以入药、泡酒了。中医认为，枸杞子味甘，性平，归肝、肾、肺经，滋补肝肾，又明目润肺，适合用于肝肾阴虚、头晕目眩、视力减退、腰膝酸软、消渴、遗精、虚劳咳嗽等病。所以枸杞子泡的酒可以补肝肾，又可以防衰老。但枸杞子吃多了会上火，要注意用量。健康人可以少量饮用药酒，每天喝 10~30ml，或者根据个人酒量适当多喝 10ml 也是可以的，但是不宜过量。我 90 岁以后也偶尔喝几口药酒，可起到一定的保健作用。

这么多年治病养生，我的经验不少。我擅于全面考虑，巧用多效药，善用平和药，慎用毒烈药，精用功似药，往往用小方治大病。孟河医派四大家之一费伯雄先生曾言："义理之得当，而不在药味之新奇。"要学会以看似平淡之剂，出奇中病。如今那位老先生每隔一两年都要到我的门诊来，有时带几个亲戚朋友一起来看病，看到他们的症状减轻，病好了，脸上充满笑容，我也感到十分欣慰。

医理精微，药勿轻投

走进诊室的是一位 70 多岁的老先生，旁边跟着他老伴儿。等老太太把虚弱的老先生小心地扶着坐下后，我才发现，老太太手里还有两个东西：一个记录本，还有一个水银体温计。这两样东西吸引了我的注意，老太太打开的本子上密密麻麻填满了数字，体温计外面的塑料盒子也显得老旧，应该是经常使用的缘故。

老先生告诉我，他是一个研究所的教授，近一年多感觉身体非常虚弱，持续低热，体温波动在 37.2~37.8℃，检查身体却没发现什么问题。老先生是知识分子，自己平时非常重视身体保养，得病以后也认真整理了自己的病历资料，他把每天体温的波动和血压都记录在这个本子上，大约每两三个小时他就量一次体温，量一次血压，为了方便医生找寻规律。老先生虽然持续低热，但日常生活还能基本维持，因为病因不明，一直就没有服用西药，中药也没怎么服用过。他自己感觉已经基本适应了这种低热的状态，只是感到乏力，无精打采，日渐清瘦，胃口越来越差。

我又详细地问他其他症状。他平时无汗，偶尔还觉得身冷，纳食不馨，大便干结呈球状，3 天不解大便就要用开塞露。即便有意多吃蔬果，也时常排便困难，大便难的时候，不仅腹胀，还会胸闷、心慌、气短，但睡眠正常。以前有癫痫病史，现在偶尔还有些小发作。可是我总觉得还是有些其他原因，继续询问才得知，老先生还有一个重要病史，就是他以前患过前列腺癌，已经手术 10 多年了，这 10 多年以来他一直复查，前列腺磁共振检查结果和肿瘤标志物检查结果都是正常的，没有复发的征象，另外他还有高血压病史。

这么多症状和病史，一定要注意抓主症，现在最主要的问题是解决老先生低热的问题。低热有很多原因，西医有功能性低热的说法，就是体温比正常人要高出 0.3~0.4℃，如果排除器质性病变，就属于这种发热，这时候中医的疗效比较好。从中医角度考虑，认为发热分为内伤发热和外感发热，这位老先生属于内伤发热。并且，他有一年多的病史，时间很长了，我要从多方面考虑。从老先生舌脉上来看，舌色暗，舌苔黄厚腻，脉弦滑。老先生很在意自己的低热，老是反反复复地看，一遍一遍地量，又做了很多检查，排除了很多疾病，西医也没查出什么阳性结果。老先生最近胃口特别差，什么都不想吃，老伴儿做了很多他平时最爱吃的食物，也只能吃很少一点。胃口下降才是老伴儿最担心的。

他纳差、嗳气，脾胃运化功能下降了，食积而生湿浊，与邪热胶结不解，体现在舌苔上，就是黄厚腻。发热日久必伤阴液，从他的大便干结上就可以看出来。另外，经常低热，是阴虚发热的一个特征。所以，我给他开了一个以养阴清虚热为主的方子，兼以健脾化湿理气和胃。这个处方用青蒿、白薇这类清虚热的药，再加上砂仁、陈皮、麦芽这类开胃气的药，再加上火麻仁、冬瓜仁这类润肠通便的药。这个老先生正气不足，邪热不除，通便不能用清实火的泻下药，要以滋阴润肠通便为主，以免药性峻猛，正气更伤。阴也包括阴血，老先生面色苍白、手足不温，其便秘也有血虚之象，所以我还用上一些黑芝麻。黑芝麻有养血的功效，养阴润肠可用生品30g。还用了杏仁，杏仁本身是一味止咳平喘下气的药，中医讲，肺与大肠相表里，老年人中很大一部分人的脾胃功能下降了，最终就以便秘的症状表现出来，用杏仁取其疏通肺气之性，又可除湿温，是治疗肠燥便秘的好药。治老年人便秘，很多医生喜欢用大黄、芦荟等含有蒽醌成分的泻药，需要注意的是，服用这类药物易导致结肠病变。这些泻下药都是攻下药，不适合老年人长期服用。所以我一般用药温和，不轻易投峻猛攻下之品，这一点体现了我的用药风格。此方整体比较寒凉，为避免寒凉伤胃，佐上一些醒脾开胃、化湿开胃的药，像砂仁、陈皮这些，可以改善胃口。

我告诉老先生煎药的方法，开了 7 剂，每日 1 剂，水煎服，分 2 次，餐后服用。治病是需要循序渐进的，尤其是慢性病的患者和老年人，脏腑虚衰，需投以温和药物，随证加减，中病即止。在问诊时，尤其面对类似上面这位患者的情况，更需要耐心和技巧，只有经过详尽的问诊才能为之后的治病保健确立指导方向。

精诚仁和，祛病疗心

低热的患者服药一周，体温同前，但食欲改善了，大便也较前通畅一些。我在前方的基础上，加用了一些清热解毒的药物，根据他尿频的症状以及前列腺癌的病史，我考虑用白茅根、白花蛇舌草、半枝莲，利尿清湿热，又有化瘀消积的作用。

白茅根，甘寒，入心经，走血分，长于清热凉血，入膀胱经，利尿通淋，泻热结，利湿热。入胃经，泻火降逆，生津止渴。本品寒不伤胃，甘不腻膈，用于热病烦渴极佳。白花蛇舌草，味苦、甘，性寒，苦寒清热解毒，甘寒清利湿热。半枝莲，味辛、微苦，性寒，不仅清热，还有化瘀之功，此二味均有抗癌的作用。

老先生又吃完 7 剂，体温完全恢复正常了，大便有了明显改善。继服 1 个月后，到了 9 月底，老先生乐呵呵地又来了，不仅体温正常了 1 个月之久，没有反复，身体状况也好多了，乏力感、食欲都在往好的方向转变。他还笑着跟我说，现在他已经不量体温了，同事见了他，都说他容光焕发，跟以前判若两人！体温正常 1 个月，苦寒药不宜久用，我改投清热养血滋阴之品，如生地黄等。

10 月份，老先生来复诊时从舌象看，舌苔黄但不腻了，舌苔厚度比以前减轻，精神也比上次要好很多。到了 11 月，吃了 3 个月汤药，他初诊的症状基本消失了。现在唯一不舒服的就是皮肤干，小便黄，夜尿频多。我处方立法逐渐由祛邪转为扶正，在药方里，我又加了一味龟板。龟板又名龟甲，是乌龟的背甲及腹甲，中医称这一类滋补的动物类药为“血肉有情之品”。龟甲味咸、甘，性寒，为滋阴益肾、养血补心之药，可用于阴虚发热、阴虚阳亢，非常适合这位患者。后期我又加了太子参、菟丝子、覆盆子，全是平和补肾的补药，补而不腻，平时也可以用于调养身体。

在这3个月的中药调理过程中，除了长期服用降压药，老先生只服用了我的汤药。后来诸症消失，他老伴儿还不放心，让他每个月来复诊一次，希望巩固一下疗效，我调整了一下用药，让他隔天服用1剂。他告诉我，服用汤药以后，他的体重也增加了，比患病时增加了7kg。现在有精神了，食欲好，体力佳，大便也通畅。他还跟我说患病时，他嗅觉消失了一段时间，深吸气也闻不到任何味道。自从吃了中药，两个月时间，嗅觉就慢慢恢复了，他自己觉得不可思议。到现在，嗅觉已经完全恢复了，鼻子通畅了，吃饭都香了。他之前有癫痫病史，虽然吃着西药，时不时还有手抖，现在手抖的症状也消失了。我个人的感受，用药之前，他面色晦暗，精神萎靡，如今整个人红光满面，照他老伴儿的话说脸上的肉也长出来了！因为刚来时老先生还有一点轻度贫血，血红蛋白100g/L，现在虽然没有去医院检查，但睑结膜和甲床看上去是红润的。

治疗老年病，一定要清楚老年人的特点。看上去老年人的症状可能比较单一，但是隐含的病症比较复杂，症状表现又不是很典型，慢性病也容易恶化，再有他们进行的西医检查可能也不太彻底。这时候用中医来调养，但也要有西医治病的基础和思路。老年病千万不能急功近利，要注意顾护正气。他们的脏器就跟小孩儿一样，小孩儿是脏器娇嫩，老年人则是脏器虚衰，五脏六腑的功能都减弱了，急于补或峻猛攻都有弊端，我崇尚费伯雄“和缓醇正为要旨”的思路和特色，欲求近效，反速危亡。

很多人相信老中医，不仅因为其临床经验丰富，也因为老中医见识广博，更能理解患者的心结，在询问病情和对其生活作息及饮食的指导上更有耐心。医生在对待患者时，耐心是必不可少的。有些患者心里急躁，可能吃上几服药效果不明显就开始怀疑了，但是好多病并不是三服五服药就能缓解的。就像刚才我说的这个例子，老先生吃了半个月才感觉体温稍稍下降，但是吃了1个月的时候体温就完全恢复正常了。很多患者找到中医,已经用了西药,一般都是疑难杂症,都是比较复杂的病症堆积在一起,这些患者基本上都是带着焦虑的心情来的。这个时候,医生首先要善于平复患者的情绪,让患者对自己恢复健康有信心,对医生有信心。我认为做医生要遵守一个原则,就是“精诚仁和”,这四个字概括了中医几千年传承下来的医术、医道、医德、医风。

“精”,主要表现在医术方面,体现了中医的医道精神。正所谓“大医精诚”,治病救人,要保证疗效,没有过硬的医术不行。“精术”为“立德”之本,作为中医要严谨治学,勤求医理,精研医道,不断吸取新的知识,追求精湛的医术。

“诚”,主要表现在医德方面,体现了中医的人格修养。要心怀至诚,在为人处世、治学诊疗、著述科研等方面言行诚谨守信,树立良好的医德风尚,利民惠民。

“仁”,体现了中医仁者爱人、生命至上的伦理思想。要有仁心才有仁术,正如孙思邈所言:“若有疾厄来求救者,不得问其贵贱贫富,长幼妍蚩,怨亲善友,华夷愚智,普同一等,皆如至亲之想。”对待患者要常怀恻隐之心,时刻把患者的安危放在第一位,用心去医治。

“和”,反映了中医学几千年来崇尚和谐的文化精髓。表现为“天人合一”的整体观,阴阳平和的健康观,治疗上重视调和致中。“和”也包含了医患信和、同道谦和的道德观念。中医有着深厚的文化底蕴和理论基础,要继续秉承“精诚仁和”的行医准则,并在医疗实践中不断发展创新,才能使中医药事业得以发扬光大。

八旬老叟,对抗急症

经常有人问我,您有什么养生秘诀?平时喜欢吃什么?我以前也在电视上向观众介绍过,我平时常吃大枣。我吃枣习惯只吃果肉,不吃果皮。一般早餐吃三颗大枣,我家人都会一次煮熟一盆枣晾凉后放在冰箱里，然后每天早上放在牛奶、豆浆或粥里一起加热后，我再吐皮吃。俗话说："天天吃大枣，一辈子不见老。"大枣益气又补血，健脾又安神，可大多数人都是连皮带肉一起吃的，为什么我就不吃这个果皮呢？要回答这个问题，还要说一说那年我得急性胰腺炎的事儿。

我 86 岁的时候，突然患了急性胰腺炎。当时上腹部突然剧烈地疼起来，那种疼真要命，家人立刻把我送进了医院，因为病情危急，需要留院治疗一段时间。当时我年纪已经很大了，又是急症，西医输液、胃肠减压等治疗都用上了，不仅腹痛、发热，插上胃管也挺痛苦的。我后来反思自己怎么会患这个病呢？可能因为那段时间天气比较炎热，食物保鲜没有做好，导致我吃了一些即将变质的食物，诱发了急性胰腺炎。

发病后我体力非常差，在病床上昏睡了几天。后来，我的徒弟们陆续得知了我住院的消息，他们都急了，从各个地方赶来医院看我。我女儿后来告诉我，徒弟们见到我躺在病床上，都很担心我，意识到这次病情严重，十分危险。学医的人都清楚急性胰腺炎，发展速度极快，一旦控制不住就来不及了。我年轻的时候，被要求在医院里各科轮转，就目睹过因为炎症控制不好，最后胰腺坏死，出现感染性休克的患者。况且，我已经 86 岁了，高龄老人抗病能力更弱，不要说急性胰腺炎，一个发热感冒都不能忽视。

当时医院考虑先采取保守治疗，因为手术风险很大。经过中西医的综合调理，住院了一段时间，我逐渐恢复过来了，腹部疼痛减轻了，但是面色仍然发黄，身体非常不舒服，还要禁食几天，只能吃流食，慢慢地开始恢复饮食。同时，我也非常重视树立战胜疾病的信心，饮食、起居上更加小心，规律有节，还注意适当活动，增强自身的抗病能力。最后，经过医院医生的及时治疗和家人的悉心照顾，我终于痊愈了。医院里我的医生和护士们都说："老爷子真行，快 90 岁了，没见过这么大岁数得这病恢复这么好的。"人这一辈子，难免有生病的时候，我们平时还应好好调理日常的饮食起居，得病时积极配合治疗，才能顺利渡过难关。

经过这一场大病以后我就非常注意饮食了,生冷硬辣都尽量不吃。所以上面说到的枣皮不是很好消化,我就不吃皮了。隔夜的东西也要注意,一定要热透了再吃。发霉变质的东西,一律不吃。尤其是老年人都有这个习惯,比较怕浪费,比较心疼吃剩的东西,这是过去物质匮乏时期养成的习惯,现在生活条件好了,条件容许的情况下不要吝惜。后来我女儿女婿全天候照顾我,饮食有节,消化系统逐渐恢复了。

我想这次战胜病魔,与自己身体底子还可以有关,这多半跟我平时养生是分不开的。年轻的时候我就养成了运动的习惯,随着年龄的增长,运动的形式也随之变化。我年轻时住在大学里,早上起床的第一件事就是去操场慢跑 3 圈,跑完下来差不多 1 200 米的运动量,但我并不满足,接着又去打 10 分钟太极拳,常年如一日从未间断。后来年龄大了,体力慢慢不行了,慢跑 3 圈就改成了慢跑 20 分钟,太极拳还是照样打。下午四五点钟没事儿了,去户外再散步 1 小时。80 岁后明显感觉体力更不如以前了,比如我 95 岁时在杭州爬山,伤了膝盖,我就把运动量又减少了,但还是坚持运动,每天早上吃完饭就去散步 1 小时,经常也做做广播体操,天气不好时更要在室内多活动。现在(2017 年)我 97 岁了,仍旧感觉自己腰背不酸,腿足有力,而且每周都出诊半天,可以说,这都是常年坚持锻炼的结果。再有我很重视脾胃,多年的临床让我发现一个现象,就是身体好的长寿老人,他们的脾胃都很好,平时吃东西胃口好,吃得香,消化功能强。中医上讲,脾胃乃后天之本。我平时吃东西,有意识地多吃点芋头、山药、红薯、蔬菜等,可以养脾胃。

在我看来,86 岁时我战胜疾病,并没有什么特殊的方法,就是平时的生活中我注意很多养生的细节,看似简单的养生方法,但是只要坚持下来,对今后的生活都有好处。很多人也问我:“颜老,把您的养生秘方告诉我吧!”大家都觉得我是国医大师,一定有秘方,不然怎么保持这么好的身体?我每次都跟他们笑笑,一言难尽啊,都是靠平常的调护,并没有什么秘方,自己的身体要自己养,如何调养呢?接着给大家讲讲。

第二章
饮食有节，起居有常，动静结合，养而有道

贰

养生是抗病防老的基石

年轻时，我怀着悬壶济世的热情踏上了中医之路，如今（2017年）97岁依然没有停下工作，内心既充实又满足。70余年里，中医从一项被我用来傍身治病的技能，成为如今我生活中不可缺少的部分。饮食、运动、情志养生等都是中医教会我的，用我外孙女的话说，我生活中的每一处细节都透着浓浓的中医味。我觉得这很好，因为中医，我学会了治病救人，懂得了生命之贵；因为中医，我明白了顺应天时，“食饮有节，起居有常，不妄作劳”。正因如此，我已经97岁了，身体依旧健朗。

养生是中医不可或缺并且极具特色的一部分。学好了、学明白了，说可以防病防衰老都不为过。我不就是一个很好的例子吗？不少前来问诊的朋友，对于我97岁的年龄羡慕不已，常常感慨：“我要是也能像您一样高寿该多好！”在他们的眼里，我能长寿更多的是一种偶然性，其实不然，大多懂中医的人都明白养生的重要性，在养生的过程中获益不少，常年坚持下来，祛病强身的效果非常显著。我身边许多的中医朋友都很高寿，身体都很硬朗。我的体会是，平时应多学养生，多练养生，生命常青，贵在坚持。

多年来精研中医技艺的同时，我也不断研究其中的养生义理。

我今年97岁了，一般这个年龄的老人大多重病缠身，而在我和家人的回忆中，我只得过两次重病，其中一次算是有惊无险。

2009年，也就是我89岁时，有一段时间经常感到心慌、胸口隐痛，但是痛得不频繁，家人一直担心我，总是催促我去医院检查。人老了，尤其我这个年纪，心脏功能肯定会退化，作为一名医生，我对自己的身体还是有把握，所以不是很在意，平时不舒服了就吃点速效救心丸，情况还算稳定。有段时间诊室患者较多，劳累后症状有所加重。某天早上我正常起来散步，走到一半时胸口突然又开始疼痛，并伴有头晕，回家后让女儿测了血压很正常，看来头晕和最近的症状并非高血压引起，问题还是出在心脏上。女儿很紧张，在她的坚持下，我们去附近的中日友好医院就诊。去的路上女儿要打出租车去，我却坚持坐公交车，我家距离中日友好医院只有三站地，医院门口不易停车，所以我认为坐公交车去最方便。

医院里人来人往，由于我年龄过大，心脏出了问题刻不容缓，女儿直接带我去了急诊。接诊的医生看了我病历上的年龄略显吃惊，详细问了下我的症状，医生的神情也逐渐严肃起来，让我先去做个心电图。心电图是临床常用的检查项目之一，是判断心肌梗死的重要临床依据。心电图结果出来后，医生看完跟我说："您这是急性心肌梗死，虽然现在症状轻，但情况也很危险，您现在必须留院观察，以后还要及时就诊，别耽误了病情啊！"我看医生给我诊断上写的新发心肌梗死急性期，这种结果也是我没想到的，虽然我89岁了，基础病只有高血压，没出现过急性心脑血管病，这次发病真是最严重的一次了。

我被留在急诊输液治疗，偌大的急诊室里熙熙攘攘，患者和家属穿行其中，有高热的，急腹症的，昏迷的，都很危急。我刚在平车上半躺下来休息，旁边就有一个患者犯了癫痫，抽搐了起来……反而是我，一个患了心肌梗死的老人却显得病情相对平稳。在急诊待了两天，每天女儿陪着我，女婿都会来给我送饭，一碗粥，一些清淡蔬菜，我每次都能吃完。周围的患者看见我都称赞我胃口好，不像患重病的老人，外孙女来看我，我也安慰她说没事，感觉身体好些了。

医院里住院患者很多，我在急诊几天也没有床位。后来还是在学校校长的联系下，把我转入了冠心病监护病房（CCU）。CCU 里基本都是需要长期留院观察或术后短期监护的病重患者，因此环境独立安静，但是问题也来了，独立的病房里没有卫生间，因为病重患者大多卧床，不能下地。可我能够自理，让我在这个玻璃房里，我实在不习惯。虽然这里监护条件好，我还是要求转到了普通病房。我在心内科做了一遍全身检查。抽血、头部磁共振检查、B 超……老年人心脑血管病高发，不过我的检查结果显示，除了有心肌梗死外，其他脏器没有任何问题，各项指标都正常。听了这个消息后全家都很高兴，我在心内病房住了一个多星期就出院了，康复得很快。89 岁的老人，身体的各项指标都优于实际年龄，医院的医生和护士都说很少见。我觉得这都得益于中医养生。中医讲究天人合一，与自然、与生活细节统一和谐。我们年轻时没有太多的娱乐活动，每天无外乎工作、读书，忙碌的一天后早早睡去，晨起锻炼。现在的人们生活节奏快，压力大，情绪不稳定，起居、饮食没有规律，这些都是透支健康的行为。健康透支了，哪来精气神，哪来延年益寿的基础？经常有人询问我长寿的秘诀，中医怎么养生，我也是照着做。《黄帝内经》中的长篇养生大论，适合现代人，并且行之有效，内容主要有几个方面：

1. 饮食有节

饮食有规律，有节制，不过饱过饥。这条饮食习惯再简单不过，但能坚持下来的人其实非常少。现在，我早上起来会吃三四颗大枣，一根香蕉，喝点牛奶、豆浆或粥，中午比较丰富，会吃蔬菜、肉食、粗细粮，始终谨记不过饱。

适当锻炼。生命在于运动，年轻时我住在学校，每天早上都习惯在操场上慢跑 1 200 米，然后在图书馆前打打太极拳进行放松；年龄大了之后，为了保护关节，每天晨起由慢跑改为散步等不太剧烈的运动。

2. 起居有常

早睡早起是良好的睡眠习惯，尤其暖和的时候，要坚持在子时(23：00~01：00)睡觉。冬天由于天冷，天亮得晚，可以适当地早睡晚起。晚上睡前要认真泡脚，每次半小时左右，促进血液循环。

3. 调畅情志

中医认为七情六欲都可以致病，喜怒哀乐一定要适度表达，注意把控情绪，不要用过激的方式宣泄情绪。与此同时，尽量保持一颗平常心，我曾赠给我徒弟一句话："量大、气和、不争、助人"，希望他们都能以此劝导自己。

平时多注意保养，身体根基才能好，即便岁数大了，也能避免很多老年病。疾病不是不可控的，中医讲"正气内存，邪不可干；邪之所凑，其气必虚"，一个人只要正气足，无论是靠先天，还是靠后天补养，都能够让病邪无隙可乘。适量运动、调畅情志都是有效的强身健体法，平时我也这样要求自己，也会配合使用一些食疗药膳，辅助日常的养生。

很多人都知道我喜欢吃大枣，其实除了大枣，我也经常吃点白果。白果又叫银杏，是银杏的成熟种子，除去肉质外，将果皮洗净、晒干后制成，既可食用又可作药用，味甘、苦、涩，归肺经，上能敛肺气、平痰喘，下能止带浊、缩小便，适用于痰多喘哮，带下白浊，小便频数者，喘嗽多痰而偏热者更宜食用，但咳嗽痰稠不利者不宜用。白果有小毒，切记要吃熟的白果，但不要食用过量，每天不宜超过 10 粒，小孩减半，5 岁以下小孩禁止食用。另外白果不宜和鱼一起食用，也不能和阿司匹林或抗凝血药物同时服用。

大饮伤身，小酌怡情又养生

很多朋友曾经就酒的问题咨询过我，是否为了身体健康而滴酒不沾？其实健康人可以适度地饮酒，有些疾病严格限酒或禁酒的还是要戒酒。我虽然年纪大了，平时还是会喝上几口，不过我很少喝白酒和啤酒。白酒药性大热，久服易伤身。啤酒过于寒凉，炎炎夏日，喝上一杯冰镇啤酒确实是很爽快的事情，但是对肠胃的负担也相当大。另外我非常注意适量，从不醉饮。一天摄取酒精的量不应超过 20g，相当于白酒 50g 以内，啤酒半瓶以内，红酒 150ml 左右。我平时喜好饮黄酒。黄酒主要以稻米、黍米、玉米、小米、小麦等为主要原料，是世界上最古老的三大酒种之一。中医认为，黄酒有暖胃散寒，补血养颜，活血通经的功效。黄酒性温和，非常适合现代人的体质。我一周会饮用两三小杯，天冷时温饮。黄酒最适合温饮，温热的黄酒会提升温通经络的效果，用热水温好的酒口味也佳。

提到酒就不能不提药酒。古时，药酒同其他酒统称“醪醴”，在中医方剂学上又称为酒剂。其实酒本身就是药，而酒与药结合可使某些药物更迅速地发挥药效，从而形成了完整的药酒方，可以说药酒的形成是我国医药发展史上的重要创举。古代医生在治病时，为了使药物发挥更好的疗效，通常会借助酒来增强药力。《说文解字》记载：“医，治病工也。……医之性，然得酒而使。”2 000 多年以前，我国医学四大经典之一的《黄帝内经》（简称《内经》）就专设有《汤液醪醴论》。所谓“汤液”就是现在的汤药煎剂；而“醪醴”即我们所说的药酒。东汉末年，张仲景的《伤寒杂病论》中还有红兰花酒、麻黄醇酒汤等配汤药方和酒剂治疗疾病的记述。班固在《汉书·食货志》中称酒为“百药之长”。而滋补药酒更能以药之功，借酒之力，起到补虚强壮和抗衰益寿的作用。到了两晋时期，民间制成的药酒，不仅具有大曲酒的风味，而且还有中草药的芳香及健身祛病之功。北魏贾思勰所著的《齐民要术》，虽然是一部农业专著，但书中也有酿酒专章，对浸药专用酒的制作方法、酿酒经验及原理等均作了详细的说明。据有关史料记载，当时我国的药酒开始走出国门，制药酒的方法驰名海外。隋唐时期，我国已酿造出世界上最早的蒸馏酒，随后，药酒在民间得到了广泛的应用。唐代孙思邈的《备急千金要方》中记载的药酒方就有 80 余个，涉及补益强身，内、外、妇科等几方面，并对酒与药酒的毒性及不良反应有了一定的认识。

早年我曾自创了一个养生酒方，叫“寿春酒”，近几年又开发了一款“御寿酒”，二者也是我养生方中比较有代表性的，得到了老百姓的好评。

我行医执教已 70 多年，培养了大量学生。我让他们学习中医药文化，背诵四大经典著作，积累临床经验，就像我年轻时候一样。我在竭尽全力地传授中医知识，在这个过程中也收下很多优秀的徒弟，像高云艳、常章富、张冰、郑虎占、邓娟、高承琪等，还有我的外孙女高琰，他们在中医界各个领域都有了自己的建树。我 95 岁时，又收了一个徒弟——王品。她虽不是中医出身，却对中医药非常痴迷，从事中医健康养生产业，自己也到浙江中医药大学里学习中医。我非常欣赏她对中医的这份执着劲和对中医药事业的热爱。为此我把自己从事中医药研究 70 多年来总结的临床实践结集《颜正华中药学讲稿》一书送给了她，一同赠送了我的书法题词：“中医中药是珍贵文化遗产，需要我们传承弘扬，造福人类。”在拜师仪式上我将自己总结的益肾养心健脾的方子赠给了她，她接受方子后，问我：“老师，这个方子养肾健脾，可以治疗疾病，也可以养生保健，那可不可以把这个方子做成养肾保健酒，让那些没有办法让您亲自看病的老百姓也可以通过这个药酒疗病保健？”将自己的方子做成保健酒，的确可以让更多人受益。李时珍在《本草纲目》中指出，酒可“通血脉，行药势，散寒”，可作为引经药，药借酒力，酒行药势。当然酒分很多种类，而要做到完全发挥这个方子功效的酒必须是红酒。少量饮低度酒有益于健康长寿，而白酒这种度数高的酒都属于烈性酒，过饮烈性酒不仅伤胃伤肝，而且与养生反其道而行。李时珍在《本草纲目》中提到红酒的功效：“暖腰肾，驻颜色，耐寒。”最终确定用红酒为酒基。从制作的工艺，到药材的选用，一丝不苟。御寿酒的组方有：黄芪、生地黄、枸杞子、茯苓、覆盆子、山楂、红景天等。

方中，黄芪为补气要药，适用于神倦乏力之症，并能提高免疫功能、抗疲劳，故为方中之主药。生地黄、枸杞子均为滋阴之品，适用于腰膝酸软之症，能增强主药抗疲劳、提高免疫力的功能，共为方中辅药。茯苓补气健脾，覆盆子补益肝肾，收敛固涩；山楂、红景天均有活血化瘀之功，共为方中之佐药。酒有活血之功，且能增强药力，而为方中之使药。上药主辅佐使配伍合宜，共起益气滋阴、活血化瘀之功，为提高免疫功能、抗疲劳之良方。

御寿酒的组方是经过反复慎重考虑研发的组方。第一方面，中医认为肾为先天之本，《黄帝内经》指出肾藏精，主生长、发育、生殖、衰老，这些都关系到肾，所以在御寿酒组方的时候首先考虑到养肾。肾分肾阴、肾阳，肾阴滋养肾阳、肾阳温化肾阴，补肾就要阴阳双补，阴阳平衡才可以。第二方面，考虑到脾胃，中医认为“肾为先天之本，脾为后天之本”，脾主运化，主消化吸收，食物当中的营养都依靠脾来吸收，营养消化吸收不好的人，是不会强壮的。所以要想健康长寿，离不开对肾和脾的保养。第三方面，考虑到心的问题，中医理论上讲，心主血，血脉要畅通，都要依靠心；心主神明，人的思维活动也都依靠心，做事、读书都要用心。最后是补气。人老了气血先虚衰，正气不足。而正气是生命的根本，所以随着年龄的增长，多吃补气益气的食物很有必要。老年人可以每天晚上喝一杯御寿酒，对睡眠很有帮助，睡眠好精神充足，更有益于健康长寿。

“御寿酒”并非保证长寿，但若持之以恒，必见祛病强身的疗效。这世上没有神奇之药，只有平凡之药，就像我服用红枣，几颗红枣本身没有什么神奇，但是坚持几十年，也就变成了长寿的秘诀。诸如此类，平凡的事情反复去做，自然会变成神奇之法。

（**编者注：**本文提及的药酒方为颜正华教授个人经验分享，涉及中药配伍，具体应用时务必咨询专业中医师，并谨遵医嘱，请勿自行盲目配制或服用。）

运动不止，生命常青

人活到近百岁，无论之前走过的路是不是风光，其实已经活成了一道风景，一段传奇，不管走到哪儿都会引来注目。

我一直和女儿一家同住，女儿、女婿照顾我的日常生活。平日我可以说是无忧无虑，子女孝顺算老人的福气，老人健康长寿也是子女的福气，所以我自己也十分注意日常的养生。我认为运动养生比饮食养生更为重要。我家住地坛公园附近，几乎每天我都会去公园里散步，散步是最简单有效的延年益寿的运动方式，从《黄帝内经》就倡导“夜卧早起，广步于庭”，散步是能终身坚持的锻炼方式，但是老年人一定要量力而行。2015 年 4 月，我在杭州弄伤了膝盖，一连半个月没去公园散步。

90 多岁了我还往全国各地跑，一般人可能很难想象，但我的心态似乎并没有随着年龄增大而受影响，总想去看看那些没去过的地方。国内大部分地方我都去过，东北、云南、四川、广东、河南、陕西、山西……江南一带是我老家，我更是多次去南京、常州这些地方。当时去杭州，原本是参加一次交流互动，后来变成了一次旅行。虽然我常年生活在北京，但我还是对江南有一种情怀，在四月天来到春江水暖的江浙，让我突然产生了一种归乡的感觉。于是，第二天活动结束后我并没有急着返回北京，而是去著名的灵隐寺转转。

灵隐寺始建于东晋，是杭州最早的名刹之一，近年来的影视剧，凡是关于“济公”的，必然要以灵隐寺作为背景之一，所以大家对这个寺名也很熟悉。灵隐寺虽然隐于山林中，但有现成的山路，爬起来并不困难。要开始往上爬时，家人还担心我能不能爬上去，毕竟已经 90 多岁了。俗话说“人老腿先老”，作为中医我也早有注意，从年轻时就开始注意锻炼，60 岁以前我几乎每天早上都要在操场上跑 3 圈。等到 70 多岁，腿脚不那么灵活，关节开始衰老，我仍然坚持出去散步，练练太极拳，身体一直都很硬朗。那天我爬山的兴致特别高，一路爬了上去，中间没有休息。路上碰到去灵隐寺的大部分是中年人，也有一些学生模样的年轻人，像我这样的老年人不多。不时有一两个路人过来搭话：“您老今年高寿？还出来爬山呐。”当我回答他们后，也引来了人们的一片称叹。

这样一路兴致勃勃地往前走，中午时终于到达灵隐寺。下午，我去了十八棵，这也是一处山林，车开到半山腰我们开始向上爬，石梯有些陡，但我最后还是坚持着爬了上去。爬上去坐在亭子里，喝上一杯西湖龙井，心情特别好，还在那儿拍照片留念。

然而等我晚上回到酒店我就觉得不对劲儿了，双膝隐隐疼痛。等我回到北京后，左腿的膝关节开始疼得厉害，明显肿胀起来了，以至于连走路都困难。家人赶紧把我送到中日友好医院去做检查，做了膝盖的磁共振检查，发现关节腔积液，半月板有损伤，韧带也出现撕裂。我这才意识到在杭州确实运动过量了，毕竟老年人身体功能远不如年轻人，不能再像年轻时那样逞强。而且老年人伤了筋骨可能要很长时间去慢慢养。膝关节损伤以后，我的运动量下降，食欲也大不如从前。

后来我特别注意量力而行，好身体是日积月累地锻炼养成的，但也要注意适度。对于老年人来说，出去旅游一定要减少爬山登高这类会损伤膝盖的活动。

可是筋骨已经损伤该怎么办呢？中医有很多理疗和外治的方法。我常给自己做艾灸。我现在坐诊的地方，开展专门的艾灸治疗，有特制的关节艾灸盒，可以直接将点燃的艾绒放入金属制的艾灸盒中温熨膝盖，通过灸火的热力和药力作用来温通经脉。还可以贴膏药，中药和西药止痛的膏药有很多种都可以轮流使用。除此之外，最重要的还要注意适当控制活动，减少负重，让双膝关节好好休息。但老年人不活动也不行，除了弄伤膝盖后的半个月，我那阵子虽然不像以前每天早上、下午各出去一趟，但活动还是不能免，每天还是出门散步 1 小时。

其实相比于同龄老年人来说，我的活动量算比较大。现在 90 多岁还是自己一个人上街，在市集里买菜和逛超市都是我平时喜欢做的。即使膝盖受伤，生活还可以自理，还能自己出去，走路不晃，不用拄拐杖。经过一年时间的细心休养，我的膝盖最终好起来了。我认为老年人在身体允许的情况下还是要多出去走走，不要总待在家里，要时常保持生活的新鲜感，有多种爱好，每天都有事情做，才能有精气神，这样才能延年益寿，生活过得有滋有味。

古人云："运动以却病，体活则病离。"适量的运动可以活动筋骨，调节气息，畅达经络，疏通气血，调和脏腑，增强体质而使人健康长寿。为此，我大概总结了一些运动的原则。

1. 形神统一，动静结合

传统的运动形式（太极拳、八段锦、五禽戏等）都要求在运动前全身放松，平心静气，排除周围环境的干扰，去除杂念，将全部思想集中于形体。然后调节呼吸，使呼吸平静自然，均匀和缓，用腹式呼吸调节呼吸的平缓和深度。意守、调息的准备工作做好后，再开始进行形体运动。意守、调息及动形的统一，是指以意调息，以息动形，保持三者的和谐统一，以达到内炼精气神，外炼筋骨皮的目的。三者之中最重要的是意守，只有静下心来，排除杂念，使精神充分放松才能做好调息和动形。

2. 合理安排，运动适度

合理地安排和调节运动量，使其适度，也是传统健身术锻炼中的一条重要原则。老年人要根据自己身体的具体情况选择合适的运动量。孙思邈在《备急千金要方》中告诫人们："养性之道，常欲小劳，但莫大疲及强所不能堪耳。"一般来说，大多数传统运动养生方法的运动量较为适中，特别是简式太极拳，其架式平稳、舒展轻柔、动静相宜、刚柔相济、形气相随、形神兼备，运动量适中，特别适合老年人进行身体锻炼。若运动后身体微微发热出汗，稍有疲劳感，经过短暂休息后，精神体力能够恢复正常，此为运动适量。

我们也可以通过运动后的心率来大致估算运动量是否适度。通过计算运动后脉搏数与年龄之和的办法来测定自己的运动是否适量，具体计算公式为：

$$\text{年龄} + \text{脉搏数} \leqslant 170$$

比如，一个 60 岁的老年人运动后，脉搏数不能超过 110 次 / 分钟，且能在 1 小时内恢复正常，说明其运动量是合适的。

3. 运动项目，因人制宜

研习传统健身术时，要根据人的禀赋强弱、体质差异、年龄大小、性别不同、职业不同以及个人兴趣等，选择不同的运动形式和运动量。

禀赋强和健康的人可选择较剧烈的运动形式和运动量较大的活动，学会形神并练，充分运用先天旺盛的精气，以不断培补体质，从而达到益寿延年的目的。而禀赋弱和患有疾病的人则应选择较柔和的运动形式和运动量较小的活动，选择对脾肾有益的强壮健身运动法，借以固本补虚，强身健骨。老年人常有各种慢性病，有时会由于缺乏症状或症状不典型未引起注意，若选择不当的体育运动就会将原来隐匿的疾病暴露出来，会有一定的危险性。一般而言，老年人宜选择以柔为主，或刚柔结合的运动，不宜进行激烈的、速度快的、强度大的、竞争性强的运动锻炼。不同性别，运动量也应有所不同，男性选择运动量适当大一些的项目，而女性选择运动量小一些的项目。脑力劳动者，应以放松性运动为主，适当增加一定的运动量，以调节阴阳平衡，畅通经络气血，激发潜在智能，如各种禅定、静坐等；体力劳动者，则以休息调整一类的方法为主，如内养功、强壮功等。也可以选择个人最有兴趣的运动项目，对运动兴趣越浓，健身效果就越好。选择自己擅长的运动项目或者至少自己能把握的项目，能给人更多运动的愉悦感，有利于身心健康。

4. 运动锻炼，因时制宜

中医运动养生注重顺应四时的自然变化，使人体生理功能与自然环境互相协调，加强人体适应自然的能力，促进健康，增强体质。如《灵枢·本神》云："智者之养生也，必顺四时而适寒暑。"因时制宜指根据一年四季阴阳盛衰及一日昼夜变化的规律而选择不同的运动形式和运动量。春季阳气升发，运动应在户外进行，有利于人体吐故纳新，一般选择具有一定运动量的、能够活动筋骨、畅达气血的项目；夏季气候炎热，运动应以练气为主，使体内阳气宣发于外，保持体内津液的充盈；秋、冬季节，阴气渐盛，阳气渐衰，应选择具有收敛神气、敛阴护阳、益肾固精功效的运动法。一天当中，晨起可增加运动量，以运布阳气的户外锻炼为宜；日中以练息为主；午后运动量不宜大，以吐纳练息，内养调神，固藏精气为主。

5. 运动环境，因地制宜

最理想的环境是空气新鲜、阳光充足、安静清幽的园林，或是海滨、湖畔、江边、河沿等处。在不同地区或不同地点的运动形式与运动量有所不同。如在气候炎热或在空气质量较差的地方，运动量可小些，运动时间也要短些；在气候凉爽或在空气清新的地方，运动量可大些，时间也可长些。

6. 循序渐进，持之以恒

运动养生法非一时一日之功，任何年龄段开始运动都不算晚，都有益于健康，但一定要坚持循序渐进，持之以恒的原则。运动养生不仅是身体的锻炼，也是意志和毅力的锻炼。特别是老年人，运动量增加，要自然而不勉强，持续而不中断，按先简后繁，先易后难，运动量由小到大，动作由简单到复杂，锻炼时间由短到长，张弛有度为宜。要轻松愉快地渐次增加活动量，以保持运动量的适度，既让体力得到更好的恢复，又提高锻炼的兴趣，有助于保持运动的积极性。

全面膳食，均衡营养，合而服之

中国古代医家很早就认识到饮食对延年益寿的作用，《寿亲养老新书》里讲“主身者神，养气者精，益精者气，资气者食，食者生民之天，活人之本也”，就是说饮食是“精气神”的营养基础。《养老奉亲书》也指出老年人“皆厌于药而喜于食”，中医根据“天人合一”的整体观，运用食物达到补虚泻实，调整阴阳的目的。《素问·脏气法时论》中有一段经典论述，“五谷为养，五果为助，五畜为益，五菜为充，气味合而服之，以补精益气”，强调全面膳食，均衡营养。我在日常生活中就是按照中医传统养生理论饮食。

合理调配

合理调配，即指将含有不同营养成分的食物调配食用。众所周知，食物的种类多种多样，所含的营养成分也各不相同，在食用时只有通过合理调配，才能保证人体正常生命活动所需要的各种营养。根据中医药文献统计，有近百种食物具有补益养生的作用。包括益寿、增力、益智、强筋、壮阳、安神、聪耳、明目、固齿、乌发等20余种。《内经》记载“五味所入”和“五味所生”。医圣张仲景曰：“凡饮食滋味以养于生，食之有妨，反能为害……所食之味，有与病相宜，有与身为害，若得宜则益体，害则成疾。”我在生活中非常注意食疗，合理调配饮食的内容虽多，但主要坚持以下几点：

1. 食性调和

药食同源，从广义上说，食物也属药物的范畴，只不过是其性能功效多缓和而已。食物与中药一样，也分别具有各自的特性，这就是食性。其主要内容包括食物的“四性”与“五味”。

所谓“四性”，即指食物与药物一样也分别具有寒、热、温、凉及平而偏热或偏凉等不同的性质。如花椒、胡椒、辣椒等性热；糯米、高粱、生姜、大蒜、韭菜、葱、香菜、南瓜、杏、桃、龙眼、荔枝、大枣、核桃仁、羊肉、狗肉、鹿肉、虾、酒、红糖等性温；山楂等性微温；冰水、冰等性大寒；小麦、大麦、荞麦、粟米、绿豆芽、黄豆芽、毛笋、藕、黄瓜、苦瓜、香蕉、桑椹、西瓜、甜瓜、蟹、海带等性寒；薏苡仁、番茄、百合等性微寒；绿豆、豆腐、芹菜、苋菜、菠菜、莴苣、油菜、白萝卜、丝瓜、冬瓜、茄子、梨、苹果、枇杷、罗汉果等性凉；粳米、玉米、赤小豆、豇豆、大豆、豆浆、甘薯、花生、莲子、南瓜子、甜杏仁、猪肉、驴肉、鸭肉、鹅肉、鸽肉等性平。

一般说，凡寒凉性食物，即表示其具有清热、泻火、凉血、解热毒等作用；凡温热性食物，即表示其具有温里散寒、补火助阳、温经通络等作用。食物的“四性”对人体也具有两面性，倘若食用不当，也可对人体产生不良作用。总体来说，寒凉性有伤阳助寒之弊，温热性有伤阴助火之害。

所谓“五味”，即指饮食（包括调料）有辛、甘（淡）、酸（涩）、苦、咸五种味道。食物的五种滋味与药物的五味基本相通，如辣椒、胡椒等味辛；大枣、甘薯、粳米等味甘；梅子、马齿苋等味酸；苦瓜、芦笋等味苦；海带、食盐等味咸。

五味各有其特定的作用。其中，辛味有发散、行气、活血的作用；甘味有补虚、和中、缓急、调和药性等作用；酸味有收敛固涩的作用；苦味有通泄、降泄、清泄、燥湿、坚阴的作用；咸味有软坚散结、泻下通便的作用。中医讲“阴之所生，本在五味；阴之五宫，伤在五味”，意思是阴精藏于五脏，而五味化生阴精。五味调配得当，可增进健康，有益于延年益寿。

食物五味对人体也具有两面性，倘若食用不当，也可对人体产生不良作用。总体来说，辛味者，大多能耗气伤津，气虚津亏者慎用。甘味者，大多能腻膈碍胃，令人中满，湿阻、食积、中满气滞者慎用。酸味者，大多能收敛邪气，邪气未尽者慎用。苦味者，大多能伤津、伐胃，津液大伤及脾胃虚弱者不宜大量用。咸味者，能泻下通肠，脾虚便溏者慎用；多食易使血脉凝涩而变色，高血压、动脉粥样硬化者不宜过食。

若所食用食物的食性调和，就能调理或滋补五脏，强壮身体。否则，就会对身体健康造成伤害。如适当食用苦寒食品，即有助于清热燥湿，泻火解毒，消除体内的湿热火毒；而过食或久食，就会损阳败胃，导致中寒泄泻，消化不良。适当食用甘温类食品，即有助于补养气血，调和脾胃，消除疲劳，强健身体；过食或久食，则会壅塞滞气，助湿生痰，甚至诱发消渴病等。

日常饮食一定要注意调和食性，特别是对食性突出的食品更应如此。我平日非常注意调和食性，常根据自己的体质状况，均衡地进食不同食性的食品，同时注意食用易消化的食物，食至七八分饱，从不过食或嗜食。我经常吃菠菜、丝瓜、蚕豆、豆角等蔬菜帮助清肠胃，少食一些牛羊肉，以肉汤为主，多食鱼、虾、贝类，烹饪软烂是极为关键的。当感到自己体内有火时，就适当多吃一些寒凉清淡的青菜、苦寒的苦瓜、性凉的绿豆及油菜等，或饮用花茶、绿茶等；当受寒着凉而引发脘腹不适时，就适当多吃一些辛温理气的生姜，或饮用红茶等。

2. 五谷相杂

所谓五谷相杂，即指五谷杂粮都要相杂而食。五谷之说源出《周礼》，后世一般是指黍、稷、豆、麦、稻五种谷物，在此我们不妨理解为泛指一切主食类食品。也就是说，每天的主食要多样化，不可过分单一，既要吃细粮，又要吃粗粮。只有这样，才能满足人体的营养需要。那种认为粳米、面粉等细粮是高营养食品而情有独钟，对高粱、玉米、大麦等粗粮却不屑一顾的态度，是不正确的。其实，从营养学角度来讲，细粮的营养价值不一定比粗粮高。五谷相杂，粗细结合才能防病延年，否则，不仅不能满足人体需要的营养，严重的还会因营养不平衡而导致脚气病等。

我在日常生活中从不偏嗜细粮，而是细粮、粗粮相兼而食，从不挑剔。平时喜欢以芋头、白薯、汤面为主食，晚上喝粥以养胃。

3. 荤素搭配

所谓荤素搭配，即指进食菜肴时当有荤有素，合理搭配。中医养生保健虽历来讲究素食，但并不等于不吃荤菜。适当地食用肉类食品，内能滋养脏腑，外能润泽肌肤。若偏嗜过食反而有害，极易助湿生痰，郁而化热，引发多种疾病。这就是历代长寿的养生大家为何均提倡要“食宜清淡平和，不宜荤腥油腻”的缘由。生活经验也告诉我们，多种菜肴配合食用要比单食某种菜肴更有益于身体健康，不但能满足我们人体的各种营养需求，还能调理脏腑功能，防治疾病。这是因为，来源和炮制方式不同的菜肴，其所含的营养成分均不相同，对人体有独特的营养价值，能满足人所需的营养成分，达到防治疾病的目的，而这是单靠某一种或两种菜肴所不能满足的。那种简单地认为某种菜肴营养价值高而偏嗜的做法是片面的，不正确的。因此，我们在进食菜肴时也应当相杂而食，绝不能偏嗜某一种而不及其余，无论是健康者或病患，均应如此。

我在接受记者采访、畅谈自己的养生经验时，曾不止一次地强调饮食要荤素搭配、以素为主，特别是老年人尤当如此。总有人问我饮食上有什么要注意的，我认为偏嗜某种食物反而不好，合理饮食而达到平衡的状态最重要。饮食有节，调和阴阳，以平为期。

4. 寒热适宜

中医认为老年人宜选清淡温热富有营养的食品，孙思邈在《千金翼方》里讲“鲜肴务令简少”“老人所以多疾者，皆由少时春夏取凉过多，饮食太冷，故其鱼脍、生菜、生肉、腥冷物多损于人，宜常断之”。

所谓寒热适宜，即指饮食入腹时的生熟情况或冷烫温度要适宜。中医认为，进食时食物的寒热度也不能太过，要与人体的温度相适应。这是因为，过食温热之品，容易损伤脾胃之阴液；过食寒凉之物，容易损伤脾胃之阳气，从而使人体阴阳失调，出现形寒肢冷、腹痛腹泻，或口干口臭、便秘、痔疮等病症。正如《灵枢·师传》所云：“食饮者，热无灼灼，寒无沧沧。寒温中适，故气将持，乃不致邪僻也。”

食饮有节

食饮有节是《内经》中最早提出的，“食饮有节……而尽终其天年，度百岁乃去”，强调节制饮食对养生长寿的重要性。中医认为脾胃为后天之本，若脾胃损伤，胃不能腐熟水谷，脾不能运化精微，则中气不足，易受外邪侵害。做到饮食有节注意以下几方面内容。

1. 定时进食

所谓定时进食，即指按人的生物节律有规律地进食。这不仅顺应了胃肠有实有虚的生理功能，还可以保证人体消化吸收过程有节奏地进行，故中医强调饮食必须定时，这是非常科学的。正如《吕氏春秋》所言：“食能以时，身必无灾。”

我国传统的饮食习惯是一日早、中、晚三餐，各餐间隔的时间为4~6小时，这比较符合生理的需求。现代研究证明，在早上7时前后、中午12时前后及晚上6时前后，人体的消化功能特别活跃。而食物在胃中停留的时间，一般素食约为4小时，荤食约为6小时，然后再进入小肠。当胃中食物排空至一定程度时，便产生饥饿感，并再次进食。故养成有规律的定时进餐习惯，对保护胃肠功能大有裨益。

倘若进食不定时，或零食不离口，势必会打乱胃肠虚实交替的生理规律，导致其功能失调。久之，还会引发食欲渐减，甚或厌食，严重危害健康。中医讲"谷不入，半日则气衰，一日则气少矣"。而对于老年人、久病或胃肠部分切除者，则不必拘泥于一日三餐，可少吃多餐，以利于食物的消化吸收。所谓"先饥而食，先渴而饮，少食多餐，以保谷气长存"。

2. 饥饱适度

所谓饥饱适度，主要指每次食入的量要合理适中，不可过饥或过饱。《寿世保元》有言："食惟半饱无兼味，酒止三分莫过频。"维持人体生命活动的物质基础是依赖水谷精微所化生的，若饥而不能食，渴而不得饮，气血生化无源，脏腑组织失于濡养，则会导致疾病的发生。反之，饮食过量，或经常摄入过多的食物，或在短时间内突然大量进食，超越了脾胃的消化能力，即可损伤脾胃功能，使食物积滞于胃肠，其营养成分不能被及时消化吸收和输布，甚或聚湿生痰化热，变生疾病。现代医学认为，经常饱食，会加重胃肠的负担，消化液分泌供不应求，以致引起消化不良、肥胖、高血压、冠心病、糖尿病等，甚或未老先衰，寿命缩短。老年人脾胃功能渐衰，若服食过量，肠胃虚薄，不能消纳，故更要注意饥饱适度。《老老恒言》指出："日中而阳气隆，日西而阳气虚，故早饭可饱，午后即宜少食，至晚更必空虚。"

再者，还指一日三餐要合理分配。中医学认为，一日之内，人体的阴阳气血随昼夜变化而有盛有衰。一般来说，白天阳气偏盛，能量消耗多，机体代谢旺盛，营养需求量大，进食可多些；夜晚阳衰阴盛，活动量相对减少，静息入睡则代谢缓慢，进食可少些。

饮食定时定量，既是调摄养护身体的主要举措，又是防治疾病特别是脾胃病的重要措施，不可轻视。我平日进食，既按时而进，又不过量。一日三餐，定时而食，每次食至七八分饱即止，从不过量，晚饭尤为如此。数十载坚持不变，既养护了脾胃，又保证了健康。

3. 食物细碎稀软

食用细碎稀软之品，易于消化吸收，不会损伤脾胃。而食用粗糙硬坚之物，则较难消化，特别是筋道的肉食，若不烹至软烂，极易停滞伤胃。尤其是老年人，多齿落，且脾胃虚弱，更宜食细碎稀软之品。

4. 细嚼慢咽

从容缓和地细嚼慢咽，可充分磨碎食物，促使唾液大量分泌，既有助于食物的消化吸收，又可避免噎气、呛逆。而急食暴吞，食物磨碎得不充分，唾液分泌量也较少，既不利于食物的消化吸收，又易引发噎气、呛逆。

5. 摩腹缓行

摩腹是我国传统的保健方式之一，《内功图说》列为腹功，认为"两手摩腹移行百步除食滞"。《老老恒言》说："饭后食物停胃，必缓行数百步，散其气以输于脾，则磨胃而易腐化。"食后摩腹缓行，能促进胃肠血液循环和气的流通，增强脾胃的消化吸收功能。而食后惰怠蜷卧，则不利于血液循环和气的流通，减弱脾胃的消化吸收功能。摩腹散步的方法是一边慢慢地散步，一边柔和地按摩胸腹部，两手重叠，先从膻中穴开始，自左至右顺时针按 36 次；再以肚脐为中心，顺时针按 36 次，继而在小腹部位上下按摩到发热为止，每次 5 分钟左右。

6. 辨病进食

对于患者来说，除谨守饮食禁忌，在服药期间忌食生冷、辛热、油腻、腥膻、黏滑及有刺激性的食物外，还须根据不同病情和治疗需要区别对待，根据体质不同，所采取的食养措施、方法亦不同。具体可有阴虚、阳虚、血虚、气虚、阳盛、血瘀、痰湿、气郁等体质。如寒性病宜食温热性或熟热类食品，忌食寒凉性或生冷类食品；热性病宜食寒凉性或清淡类食品，忌食温热性或油腻类食品等。切忌不顾病情，盲目乱食，否则会蹈虚虚实实之错，轻则不利于疾病的治疗，重则引发疾病，甚至危及生命。

7. 三因制宜

正确的饮食养生也与临床用药一样要三因制宜，灵活调整自己的日常饮食谱。切忌不顾具体情况，死搬硬套别人的饮食谱，或死守既定的饮食谱。由于人的生理、病理受多方面因素的影响，如春夏秋冬季节的变化，东南西北地域的不同，个体长幼体质的差异等，故饮食养生必须根据具体情况区别对待，依据因人、因时、因地制宜之原则，在动态中灵活地定谱选食。如在寒冷的地区，宜用温性之品以胜寒凉之气；在多风的地区宜食滋润的食物（如蜂蜜、梨、甘蔗等）以胜气干燥；平原地区阴气不足，湿气偏盛，要多食一些甘凉或清淡通利之品，养阴益气，宽胸祛湿。痰湿体质的人，宜食清淡利湿之品，不宜吃肥甘厚腻之品；素体脾胃虚者，宜食温软之品，忌吃粗硬生冷之品等。

养生需要注意的细节很多，希望大家能够从我本人所坚持的一些宜忌中总结出适合自己的饮食养生方式，并持之以恒，从而保持健康的体魄，远离疾病。

第三章
师出孟河，与时俱进

叁

孟河医派，薪火传承

我是江苏丹阳人，丹阳地区在古时候离孟河地区（江苏武进县西北孟河镇）是非常近的，孟河现在属于常州市新北区，北临长江，扼守长江主干道夹江口，属江防要地。东汉时期孟河是通江口岸，水路通航，欣欣向荣。孟河这个地区历史悠久，经济繁荣，人才荟萃。南北朝时期，齐、梁开国皇帝皆在此地，故有“齐梁故里”之称。明朝嘉靖时期，为抵御倭寇，筑起了“孟河城”。当时孟河名医辈出，明末时期就已经兴盛了。我的家族世代生长在这个地方，自然受影响很大。

江南地区古时候都是鱼米之乡，自然条件比较好，又是在长江边上，所以在当时都是富饶之地。小时候我家就在一条河旁边，那条河属于长江的分支，所以相当于我就在长江边上住。这条河运输能力比较好，随之带来的外来物品也是非常丰富，都说交通便利的地方经济比较发达，所以我生活的地方在经济、政治、人文方面都是比较兴盛的，这样一来，医疗环境比较好，医生也很多。孟河医派的形成可以追溯到东汉三国时期，孟河医派医名起源于明熹宗天启元年（1621年），历史非常悠久。当时中医派别比较少，孟河医派算是很大的医派了，它对于当时中医的影响是巨大的。之后江苏武进地区好多名医都直接调去给大官或者宫里面的人看病，如此传承下来，到了清代，清朝皇宫里给太后和光绪皇帝看病的好多御医都是孟河医派的传人，当时孟河医派是名声远播的。

以前有句话:“不为良相但为良医。”当年我志愿学医,就是受了环境的影响。我生活的地方名医辈出,医疗活动兴盛,经常可以看到患者坐着船,千里迢迢来看病。古籍上都有记载,人们千里迢迢从全国各地划着船来看病,把整个河道都堵了,可见当时此地的兴盛程度。

我少年时,父母就希望我从医,把我送到当地的儒医戴雨三先生家里读书,戴先生家私塾学生很多,读四书五经,学古文书法,然而传授医学只对我一个人。戴先生不仅教我古文,还教我习读《伤寒论》《黄帝内经》《药性赋》《脉诀》等医经典籍,从此,我走上了中医之路。我与中医有着不解之缘,家里亲戚朋友都受到过孟河医派中医的治疗,最让我印象深刻的,还得从我一个姑父生病说起。

在我还小的时候,我有个姑父得了痢疾,当时非常严重,一天拉肚子十几次,整个人都要虚脱了。他四处求医问药都没能治好,西药用了很多天,病了大半个月,病情越来越严重。后来听别人说孟河医派四大家之一马培之传人贺季衡看病非常了得,就赶紧托人联系贺老,准备去他的门诊求诊。

孟河医派有四大家,分别为费伯雄、马培之、巢崇山、丁甘仁,我的师爷便是其中之一——清代名医马培之。师爷曾给慈禧太后看过病,所以非常有名气。他以外科见长,内科成名,因为给慈禧看的是内科杂病。马培之有两个高徒,一个叫邓星伯,另一个就是贺季衡。当时交通不太便利,丹阳离武进地区还有一段路程,我姑父腹泻得这么厉害,要怎么去看病呢?根本没办法选择公共交通,只好租了条船,从丹阳一路坐船到贺季衡出诊的地方。当时姑父身体极其虚弱,自己走不了,只能让别人抬着走,时不时还要上趟厕所,非常痛苦。那个时代医疗条件不好,但是也有一些西医进国门来了,姑父起先看的是西医,结果病情没有得到控制。到了贺季衡那里,当时贺季衡出诊的诊费是一块大洋,姑父急着看病,就给两块大洋加号,于是没有排队等待就看上病了。贺老问姑父之前用了什么药,姑父说西医给他打过针,用西药洗过肠子,贺老听完说:“你洗肠子也应该是用中药来洗嘛!”贺老并不相信什么西医。随后,就给姑父诊脉开汤药。

这个方子基本思路是健脾清湿热，用了白术、枳壳、黄连、神曲等。开了 10 服药，是 10 天的量，然后就跟姑父说，回去好好吃药，吃完再来。姑父就又坐船回家了。

回到家后，姑父按照医嘱，认认真真地吃了 10 服药，待到该复诊的时候，腹泻就大为好转，都可以选择陆上交通了，是坐火车去的。我姑父在贺老那里看病的方子留给我看过。第二次贺老先生开的药就已经是以健脾胃为主，清湿热的药减少了很多。姑父又吃了 10 服，前后吃了 20 服，痢疾就痊愈了。

贺季衡是孟河医派的第二代传人，我是孟河医派的第四代传人，当年我才十几岁，那时候贺老先生岁数也挺大了。名医的经验故事，其实对医学生是有很大启迪作用的。贺季衡医术高超，我很敬佩他，他这类疗效显著的案例不少，我都一一记了下来，特别是一些疑难杂症，特点鲜明很容易记忆。身边这么多名医，让我对学医充满信心。

我在私塾拜戴雨三老师学医时，老师也会给我们讲中国传统文化四书五经，还有中医的四大经典和其他中医经典书籍。所以当年我不但学中国传统文化，还学习中医，等于是老师重点的培养对象。我跟着戴先生先学了几年中医基础，等到我基础已经很牢固以后，就拜了孟河医派第三代传人为师。第一代是马培之，第二代是贺季衡和邓星伯，我拜的这个老师是邓星伯的徒弟——杨博良先生。17 岁时我正式拜师，成为孟河医派的传人。学医成才之路并不容易，当年学医要住在师父家里，一学就是三年五载。我学医起点比较高，孟河医派又是个具有主导地位的医派，我在孟河医派的主要传人门下学习，等于说基础打得好，加之名医给自己提高，这也是后来我能成为名医的一大原因。杨博良先生（1880—1952）世居江苏武进横山桥镇西崦村，早年以外科蜚声常州城，1935 年从常州茅司徒巷迁回西崦村，内、外、妇、儿各科患者接踵而至，门诊应接不暇。杨先生家宅宽阔，大门悬一匾，患者题赠“功同扁鹊”，大厅悬匾为“广被太和”，此正是先生一生写照。先生妙手回春，堪称“功同扁鹊”；医德有口皆碑，诚为“广被太和”。先生不秘青囊，金针度人，以奖掖后学为乐，故桃李遍天下。我记得当年杨先生诊病时，于家宅堂上，当中置一八仙桌，杨先生坐在桌后，患者坐在他右边，学生侍诊于他对面及左下方。老师诊病、处方，学生随录病案、药名。大桌正中端放着一块 35cm 见方、3.5cm 左右厚的古砚，古砚背面刻有“阅微草堂”字样，相传为一生嗜砚成癖的纪晓岚之遗珍。老师时于砚中舔墨润笔，修改脉案方药。

当然我在杨先生家学医时是一个比较刻苦的学生，杨先生对我寄予厚望。白天我跟着老师出诊，服侍老师左右，晚上有时候就在药房里帮忙。以前中医出诊，都是一边药房一边诊室，药房里的那些饮片都要自己去制作，所以在制作过程中药工的活我也干。因此，对几百味常用中药的药性、药味、药物功效我都非常熟悉，道地药材长什么样子？如何炮制？哪样的药材质量好？这些都明明白白。到了晚上，我就要把老师看病的病案进行整理学习，还要背中医经典，白天老师要检查，所以我晚上非常刻苦。一年到头也很少回家，基本上只有到了春节才回一次家，大多数时间都是在老师家里度过的。

当时学习虽苦，但也打下了扎实的中医基础，《类证治裁》《临证指南医案》《素问灵枢类纂》《伤寒论》《金匮要略》《神农本草经》《药性赋》《女科辑要》等书我都能背诵。我现在 97 岁了，仍能背出大部分，可见“童子功”很重要。

那时候学习没有休息时间，不像现在，大学生还放寒暑假，我背着行囊到老师家里后就完全沉下心来学习。那时候学习 3 年，心无旁骛，刻苦程度肯定是现在学生不能比的，因为要靠这个谋生，在那个年代，丝毫不敢马虎。应该说我的基本功是很扎实的，这对我日后帮助很大，直到现在我家里还存有当年手抄的医案。老师家里的藏书，学生们都要传阅着看，所以拿到爱不释手的中医典籍，那时候都用毛笔抄一遍，再背上几遍，一本书就基本上弄明白了。当年拿到的这些书都是写在宣纸上的线装书，老师收藏了很多，我们几个学生都是熬夜抓紧抄写，为了更多地留存下来。我保留的当年的手抄医案，里面不只有我一个人的字，别人的字也有。因为都是我们你抄一本，我抄一本，大家互相交换着看。这些书籍里面记载的都是孟河医派代表医家的经验集，非常珍贵，甚至有一些到现在都没出版过，这都过去一两百年了，可以说都成了秘方。

孟河医派博大精深，而且经验非常多，内科、外科、妇科、儿科都有所涉及。孟河医派各家都有特色，总体来说，我认为费伯雄可以作为代表，他说过一句话，我认为最为精辟——“天下无神奇之法，只有平淡之法，平淡之极乃为神奇”。这也是费氏代表作《医醇賸义》的精髓所在。在辨证处方用药准确的情况下，即便用的是一些看似平淡的药，也能治愈疾病，我的学术思想就传承了孟河医派的学术特点，我对中药药性理论的不断研究，也帮助我在临床上用药处方更为精巧。

我曾先后在南京与北京两所中医高等院校主持中药教学和研究工作，自 1956 年编写南京中医学院第一本《中药学》讲义，到 1991 年主编《全国高等中医院校教学参考丛书·中药学》，逐渐确立了当代高等中医药院校中药学教学的基本内容。我在编写《中药学》之前就查阅了大量的中医古籍，发现中医理论艰涩难懂、中药材科属繁多，这增加了学习中医的难度，并不利于初次接触中医的人士学习掌握。所以，我一直致力于重新编写一本适用于临床的中药学教科书。后来由我主持编写的《中药学》讲义，无论是在图书使用的便利性，还是书中知识点的专业性上，都有了很大的提升。我也因此被认为是新中国高等院校中药学学科的创始人和奠基人。当时身边的同仁都称赞这本书为“划时代的”，其特点主要是：

1. 药物分类革新

自《神农本草经》以来，是没有按功能主治分类的，《神农本草经》是三品分类，上、中、下三品，《本草纲目》按自然属性分为植物、动物、矿石类，都不适合临床应用。《中药学》讲义开创按功能主治分类，最符合临床需要。

2. 功效主治分清

从《神农本草经》到《本草纲目》，中药的功效和主治不分，《中药学》讲义中首创对其功能、主治加以区分，条理清晰。

3. 理论联系实践

一方面将临床实用的药物汇总，不常用的予以删除。如《神农本草经》中365味药，实际常用的只有100余味，不能满足临床需要。我将常用的四五百味中药重新加以整理。一方面，严格按照中医基础理论，阴阳五行、四气五味、脏腑经络等研究药性理论，并且在临床实践的基础上，将经过时代变迁产生变化的药性重新定义。如《神农本草经》讲人参性寒，我通过研究整理大量文献和临床实践，得出现今人参性微温，诸如此类，也方便了后人学习和分辨。

药物的药性随着时代变化着，人类的疾病谱也在不断变化，所以中医创新的脚步不能停，师于古而不泥于古。作为一名中医，要根据现代人的体质变化懂得古方新用，但无论何时，孟河医派提出的“平淡之法”一直是我恪守的准则——平和用药，随症加减，中病即止。我开的处方都很平稳，不会出现用药超量、毒性及不良反应，患者服用之后不会因药效过猛出现难受的症状。

要做到这些实则不易，要全面考虑，用多效药，扶正祛邪；善用平和药，扬长避短；慎用毒烈药，重视炮制；区分饮片药，澄清混乱；注意同名药，细别性效；精用功似药。

走过70多年的行医之路，如今我也是一个近百岁的老人了，这些年取得了一些荣誉，也成为国家级名医，作为孟河医派的传人没有辜负我师父对我的期望。现在我很欣慰的是，我的外孙女非常努力地学习，继承了我的医术，我将自己的治学格言送给她：精研岐黄，博采众长；临床治药，辨证必详；理法方药，配合恰当；实事求是，绝不夸张；提高疗效，保障健康。我能将毕生所学传递下去，继续治病救人，也算完成了我的心愿。中华人民共和国成立以来，国泰民安，具备发展中医的良好环境，近些年党和国家更是重视中医，中医事业欣欣向荣，培养出一批新一代的孟河传人。愿中医学术造福苍生，孟河医派代有传承。

矢志岐黄，精研本草传后人

从我14岁步入岐黄开始，这一生都跟中医结下了不解之缘。我今年97岁，除了从事70余年中医工作外，执教也有50余年了。

1955年3月我考入江苏省中医进修学校（南京中医药大学前身）学习，毕业之后留校任教，担任中药教研组的组长。当时的主要工作是编讲义，为成立南京中医学院做准备。1957年8月奉卫生部调遣，调到北京中医学院（北京中医药大学前身）任教，任中医系中药教研组组长，我从南京带来两个学生，3个人成立了一个教研室。以后我历任中药教研室副主任、主任，硕士生导师、博士生导师。1957年8月我调入北京中医学院，9月就开始讲中药学课程，带的是北京中医学院第二班的学生。当时来院之后，我们学校还没有校址，住在进修学校，借的进修学校的一个教室，当时没有教材，也没有准备，什么都没有，所以很紧张，没有教材怎么办呢？

上一届的学生用的教材是《神农本草经》，当时我认为《神农本草经》存在问题，不适合做教材。《神农本草经》的分类是三品分类，上品药物的功效是延年益寿；中品药物的功效也治病，也延年益寿；下品药物的功效是治病，有些还有毒，实际上与临床应用情况不符合。《神农本草经》365味药，实际上包含的常用中药只有100味左右，从药味来说作为中药学教材也不够。在这样没有教材的情况下，我选用了自己在南京编的《中药学》，但是这本《中药学》没完稿，只有部分稿子，我以这个为基础开始编讲义，开始教学。

那个时候，上课就是发单篇讲义，明天要上课了，今天就发几页讲义，还得加急用油印，讲几张发几张。所以我当时很紧张，一是没有教学经验，再一个是教材要讲到哪里发到哪里，时间也很紧。在这种情况下，勉强完成了教学任务，但是我的中药教学还是受到了学生的欢迎，受到了领导的肯定。

等到完成第一轮教学之后，一本讲义也基本编写出来了，以后的教材都是在这个基础上不断补充、扩展。大概是1985年，这本教材改名为《临床实用中药学》，由人民卫生出版社出版，反响很强烈，很快就销售一空，人民卫生出版社不断催促我再版，这可以说明当时群众对我这本教材是很欣赏、很重视的。到了1991年，以这本教材为基本内容，我主编的《全国高等院校教学参考丛书·中药学》第二版也正式出版。这本中药学教材代表了我的中药学学科框架，理论联系实际，也契合临床实用，所以受到了社会的好评，以后还有再版，奠定了全国中医药院校中药学的基础。那个时候中药课和中医基础理论课一起开课，由于中医基础理论课所讲内容少，所以学生对于阴阳五行、脏腑经络这些基础理论知之甚少，这也造成了学生对中药术语理解困难。为了解决这一大难题，我们一方面传授课本上的知识，另一方面也重视课外辅导和上山采药。我记得第一次上山采药是在星期天，在香山公园，那时候的公园管理不限制采药，而现在的香山公园一根草也不能采啦。在香山公园主要采的什么药呢？我现在还记得，主要是知母、苍术、桔梗、黄芩、玉竹等。最后背了两麻袋药材返程，满载而归。之后就到八达岭那边山里去采药了，我们带着炊事员一起去，一次采药持续一个星期到两个星期，一方面进行劳动锻炼，一方面加强学生认药的能力。

我到北京中医学院的第二件事就是成立中药教研室。当时我们从南京来，都是一个老师带两个学生，3个人成立中药组。北京中医学院的领导还是很重视这件事，特地从北京市调来3个老药工，他们对中药材非常熟悉，对药材公司也非常熟悉。在他们的协助下，我们开始着手中药标本室的建立。当时都是从道地药材公司和同仁堂选用最好的药制作中药标本，而有些名贵的药，比如犀牛角（编者注：现已禁用），买不到怎么办呢？我就到同仁堂去借一个犀牛角，然后让我们的模型制作室做一个假的人工犀角，做得和真的一样。还有蛤蚧，蛤蚧是南方的动物，咱们北方没有，也去做一个标本，尽管是假的，外形却与真的相差无几，学生学习的效果非常好。另外，领导还派来两个刚毕业的植物学硕士生到我的教研室，协助我上山采药做标本。学校还为我的教研室置办了各种教具，还给我请来一位画家，专门画彩色中药图谱。为了使中药图谱更美观，我请了书法家题字。中药学教材、中药标本、中药挂图、中药卡片，在众人的积极参与下，中药教研室的教具逐渐充实起来。第一轮教学完成之后，我们又修改了教材和教案，之后的教学就在这个基础上不断充实、补充。由于大家的努力，我们教研室被评为先进集体，受到了表彰。

我在北京中医学院完成第一届教学之后已经有一定基础了，后来中药系准备成立临床中药教研室，邀请我过去。原来我在中医系，在请示了当时北京中医学院校长王永炎后，又辗转到了中药系。我当时想，中药系确实应该有一个搞中药临床的带头人，后来中药系临床中药教研室正式成立，也是全国中医院校第一个建立的临床中药教研室。临床中药学的学习宗旨仍是我一贯的主张，就是理论联系实践，并要与临床相结合；理论指导实践，但是理论不能脱离实践，理论必须服务临床。我要求年轻老师必须要上临床，不能脱离实践，既要上课，也要带学生临床实习，临床中药教研室一直在贯彻这一宗旨，也让培养的学生做到了理论、实践两手都扎实。之后的教研工作，在众人的参与下开展得如火如荼。

后来国家授予我首届“国医大师”、首届“首都国医名师”，“国家级非物质文化遗产项目代表性传承人”等荣誉称号。很感谢国家中医药管理局、北京市中医管理局及学校领导的重视，在北京中医药大学为我设立了“颜正华名医工作室”，现在这个工作室由我的学生张冰负责。后辈能将中医事业传承下去我很欣慰，张冰教授在工作方面很努力，在总结学术经验方面也很全面、到位，多次获得荣誉。尽管我年事已高，但我的岐黄之心没有老，我希望能更多地同年轻人一道，为中医药的现代化、国际化继续努力，尽绵薄之力。

好大夫要有一双“鹰眼”，一颗“狮心”

周六出门诊，刚看完一个患者，抬眼看到候诊的人群中有一张熟悉的面孔。看到这位老太太用手捂着右侧胁下的位置，表情看上去有些痛苦，我心里不禁疑惑起来。一周之前她刚来看过病，我给她开了 10 服药，怎么才一周就过来了？难道开的药不对症？等她坐下就诊，还没等我仔细询问，她就不好意思地说道：“颜大夫，真对不住，看到吃过您开的药后症状已经改善很多，后背也不痛了，我一时没管住自己的嘴，昨天吃了点儿肉解馋，谁知道现在右后背又开始疼了。”或许是看到我脸色变得严肃，她又赶紧补充道：“不过，这次情况不严重，只感到里面隐隐地疼，不像以前那种绞痛。”

这个患者 60 多岁，主诉间断右侧胁下绞痛，伴右后背疼痛，尤其是刚吃完油腻的食物，立刻引起胆绞痛。症状已经持续了一年多。右后背对应的脏器是肝胆，而肝一般不会出现绞痛，当时我就考虑她可能是胆囊的问题。随后，她拿出之前在医院做的腹部 B 超，正提示胆囊多发结石，并伴有轻微脂肪肝。从 B 超显示情况来看，胆囊结石比较严重，整个胆囊内充满着沙粒状的结石。因为结石质地坚硬，很容易造成胆囊黏膜损伤或胆囊管梗阻，引发炎症，导致胆囊功能障碍。而她带过来的血常规检查，的确提示有炎症反应。因为胆汁具有消化油脂的作用，吃了过多的油腻食物会加重胆囊的负担。如果胆囊已经出现功能障碍，无疑是雪上加霜。

“吃药不忌口，坏了医生手”，这句话在医生和患者之间广为流传，已经说明了问题的普遍性。就像这位老太太，病情刚有所好转就开始管不住自己的嘴。实际上，食物和中药一样，也是有偏性的，利用偏性来治病就是“食疗”；防止偏性致病就是“忌口”。所以，千万不要小看了食物的作用，它们既有利于健康的一面，也有损害健康的一面。从这一点来说，健康大门的钥匙不只掌握在医生手里，其实也掌握在自己手里，患者一个疏忽或控制不住，治疗就可能半途而废。但作为医生，我不能埋怨自己的患者，这时更要建立起患者的自信心，吸取教训之后继续坚持治疗。我耐心劝说道："刚吃了 7 服药，现在还在慢慢调理时期，病还没好个七八成，不能大意，慢性胆石症急性发作可就不值当了。"

虽然我没有体会过胆绞痛的滋味，却看到过太多拥有类似经历的患者，知道胆绞痛起来，一般人很难扛过去，要立即就诊治疗。这个患者描述，她每次胆绞痛发作时，痛得在床上直打滚儿，必须立即赶去急诊。因为胆绞痛都是突然发作，一年多时间内，她前前后后已经有 5 次被送进医院，可见这病有多么痛苦。

胆囊结石并不是所谓的不治之症，如果反复发作，做胆囊切除手术就能消除病痛。但老太太比较保守，不愿意做手术，每次去医院输液，用抗生素，也要保住自己的胆。但她的胆结石是沙粒状的，结石不除，胆囊管梗阻的情况很可能会频繁发生，每一次发作对她的身体都是不小的伤害。因为选择保守治疗，除了药物控制之外，老太太只能忍着，每天炒菜能不放油就不放油，连牛奶、鸡蛋、肉也吃得很少，长期坚持下来虽然有一定的效果，但她也早就厌烦了这种食之无味的生活，也难怪症状减轻之后，忍不住要吃点儿肉。但没想到即使这样控制，按时吃西药，她的症状还是越来越严重。有一天，她刚刚喝完水突然感到右边肋骨部位隐隐刺痛，右后背也跟着疼。吃饭没油水已经足够难受，现在连喝口水都疼，她这才着急了，来到我这儿看中医，想试试喝汤药能不能把这病给调理好。

我给她把完脉，又看了看舌象，发现脉细数，舌质发红，舌头表面基本没有舌苔。"脉细数，舌红少苔"，这是明显的阴虚之象，说明体内津液不足，缺乏足够的滋润。人体的阴阳是相互制衡的，阴不足，阳会相对较盛，阴虚就会出现一系列内热症状，如头晕耳鸣、失眠多梦、健忘、腰膝酸软、形体消瘦、咽干口燥、潮热、烦热、盗汗、颧骨部位泛红等。再继续追问，她晚上还容易心慌胸闷，易醒，大便干燥等，正好对应上阴虚的症状。因为右后背是胆囊的放射区，胆绞痛发作严重时一般都会放射到右后背。

虽然西医帮助确诊了胆囊结石，让病变部位更明确，但中医治疗胆囊结石有自己的一套思路。在中医看来，胆囊结石多是因情志失调、饮食不加以节制、外感湿邪等因素影响了肝脏、胆腑的功能，导致胆汁瘀滞，结成了沙石，阻塞在胆道中。不通则痛，所以，常常会引起胆绞痛。综合辨证之后，根据她胆囊结石、阴虚的症状，我给她开出了一张疏肝利胆、养心安神的方子，同时嘱咐她注意饮食调节，膳食要多样化，少吃生冷、油腻、高蛋白食物及烈酒等，这些食物容易助生湿热，使胆汁淤积。

如何疏肝利胆？中药里有金钱草、鸡内金、海金沙三味药，合称“三金”，具有疏肝利胆、利尿排石的功效。其中，鸡内金能化石消坚，海金沙、金钱草能清热利胆排石，再配以柴胡疏肝行气止痛，同时加上一些疏肝止痛、养心安神之品，总共开了 10 剂。

后来，就发生了前面说的情况，吃了 7 剂药后她就来复诊了。服药后胆绞痛减轻，但因为吃了肉食，右后背又开始隐隐作痛。这一次我根据她现在的情况又给她调了调方子，并且再三叮嘱她一定要忌口，仍然不能吃过于油腻的食物。

随后她又吃了半个月的药，再次复诊时症状已经明显减轻。之后又根据症状随时调整用药，坚持调理了两个月，已经能够吃一点油腻的食物。虽然还不能敞开怀吃大鱼大肉，但老太太已经非常满足。

这个患者能康复并不能说中医比西医疗效好。医生看病也需要一双“鹰眼”，一颗“狮子心”。一双“鹰眼”是说好医生一定要辨证准确，在望闻问切之后抓住疾病的主要症状。抓主症是中医的一大治病思路，不管患者说出多少症状，最主要的症状是什么，就抓那一个。一颗“狮子心”，是说好医生一定要清楚自己的能力范围，清楚自己所在的领域内的优势和不足。就像一头雄狮不会冒险去追捕力量比自己强大的猎物，因为了解哪些猎物胜算大，哪些猎物胜算小，每次追捕都势在必得。如果这个患者的胆囊结石不是像沙粒一样细小，而是一颗直径几厘米的结石，我可能会告诉她，我只能利用中药帮助她疏肝利胆、清阴虚内热，中药可能很难排掉如此大的石头，想要短时间内排石必须得借助西医学。中西医治疗都有各自的不足，即便选择了胆囊切除手术，日后还可能遇到和胆囊相关的其他问题的困扰。因为虽然切除了胆囊，可胆管仍然在，会继续分泌胆汁。很多患者做了胆囊切除手术发现又得了胆汁反流性胃炎，做胃镜能清楚地看到胃里有一滩绿，这就是胆管分泌的胆汁反流到了胃里。遇到这种情况，西医会给一些增强胃肠动力的药物，阻止胆汁反流上去，但想要完全解决这类症状却也不容易。也就是说，中西医要合理利用，才能达到最好的疗效。

中医和西医的确有很大不同，但正是因为不同，才要懂得如何利用各自的优势和不足，医学才能不断发展。所以，如果听到一个中医跟你说："去做做西医检查吧。"或者听到一个西医告诉你："还是去看看中医吧。"这确实是一名医生非常诚恳的建议。为患者选择最佳的治疗手段，是医生的职业素养，也是对患者的尊重。

用药当知药，知药才能善用

经常有学生问我："颜老，您能给我们讲讲平时怎么用中药调养自己吗？用药的时候应该注意些什么呢？"

选择合适的中药来保养自己的身体是非常好的观念。但是也有句话，"是药三分毒"。我们医生都认可这句话，这就提醒想用中药养生的人，在服用中药时也应该注意一些问题。首先，用药当知药，只有全面了解你想用的药才可能用好药。对于单味药，你要熟悉它的药性、功效、适应病症、用量用法、使用注意，以及其炮制后的性能变化和与其功效相似药物的相同点和不同点，还要熟悉它在不合理应用条件下对人体可能产生的伤害。对于中成药也应该这样，既要熟悉它的处方组成、功效、适应病症、用量用法、使用宜忌及剂型，又要了解它在不合理应用的条件下对人体可能会产生的伤害。只有做到了这一点，才能知药善用，在用中药时，就不会出现养生目的没达成反倒伤了身体的情况。

还有一点，中医讲究辨证。也就是说，每个人体质不同，在使用单味药或中成药进行养生保健时，除了熟悉所用的药物外，还必须熟悉用药者的体质或病证病史。对于没有什么病、健健康康的人来说，也是要弄清楚自己的体质再用药。有的人体质属于心脾两虚，当选用人参归脾丸等；属阴虚火旺的人，就应该选生地黄或知柏地黄丸等。

对于已病者来说，用药前必须利用中医理论知识辨别其病证，然后根据自己的病证，合理地选择相应的单味中药或中成药。如病证属痰浊内停者，当选用陈皮、茯苓或二陈丸等；属风热上攻者，当选用金银花、菊花或双黄连口服液等。如按中医内科学，感冒可分为风寒感冒、风热感冒、暑湿感冒、时疫感冒、体虚感冒，其中风寒感冒又可细分为风寒表实感冒、风寒表虚感冒、风寒夹湿感冒；暑湿感冒又可细分为阴暑感冒、暑热感冒；体虚感冒又可细分为气虚感冒、阳虚感冒、血虚感冒、阴虚感冒等。对于不同证型的感冒，除了选择相适宜的治疗药物外，还需选择与其治疗相适应的养生保健方法。若属风寒表实，症见恶寒发热、无汗、头痛身痛、鼻流清涕、咳嗽者，当选择有益于发汗散寒解表的养生健体方法，如口服姜汤或葱白汤等；属风热感冒，症见发热头痛、微恶风寒、有汗、咳嗽口干、咽喉肿痛者，当选择有益于疏散风热、清解热毒的养生健体方法，如口服菊花茶、薄荷茶等。并且对于患者的养护应在动态中进行，如泄泻，发病急骤表现为寒湿溏泄者，宜用藿香生姜汤；发病日久表现为脾虚水泻者，宜用理中汤或参苓白术散等。

服药的过程中，有时还需要灵活变化用药。上面提到过，每个人的体质是不同的，而且体质可能会随着年龄、生活环境、患病与否而变化。当患病后，疾病的发生、发展与恢复，都受外界气候、地域或居住环境，以及个人体质的差异和变化等多种因素影响。所以，中医常说“三因制宜，灵活用药”。

中医十分重视按照不同情况区别对待,反对千篇一律地采用一种养生法。针对各自的不同体质与病证,有的放矢地采用相应的中医办法调理,这就是辨体识证,审因施养。我对此非常推崇,每谈到养生时都要特别强调。

所谓辨体,即辨识体质;所谓识证,即辨识病证。前者是针对无疾病的健康者而言,后者是针对已患疾病特别是慢性疾病者而言。至于审因施养,即指养生健体者要力争做到了解自己的体质或病证,并在此基础上选择适宜的方法进行健体养生。这是中医养生健体的又一重要原则,对指导我们的养生意义重大。

人体是一个极其复杂的有机体,由于先天禀赋(包括遗传)及后天生活条件与环境等的不同,致使个体差异很大。按有病与否为标准,人群可分为健康(包括亚健康)群体与患者群体两大类。

对于健康者来说,在施用养生健体方法时,须在中医体质学说的指导下,先行准确辨识其体质,然后再选择与其体质相适应的养生健体方法。如属阴阳平衡、气血流畅的正常质者,可随意按自己喜爱的各种适宜方式进行养生健体;属脾弱质者,表现为饮食不多,或偏食,大便易溏,脘腹易胀,体常清瘦,倦怠乏力,不耐劳,易患脾胃疾病等,当选择有益于顾护和(或)健运脾胃的方法进行养生健体;属肝旺质者,表现为肤色苍赤,形瘦而肌肉坚实,易激动,性情暴躁,饮食时多时少,大便或调或不调,易患肝阳上亢、肝火偏旺等病证,当选择有益于平肝阳、清肝火和(或)疏肝解郁的方法进行养生健体等等。有些老百姓对自己的身体十分关注,这是好事情,但不要生搬硬套中医理论,还需要深入学习后综合考虑,不然还是要咨询中医师,寻求专业医生的帮助。

每个人除有各自的特定体质外,还有不同的性格爱好、社会经历、居处环境、生活习惯、文化娱乐等,那就更应该依据这些差别制定出与其相适宜的养护调摄方法与措施。

做到辨体识证、审因施养后,才可用药对路。若能熟谙药性理论与常用中药的性能主治、使用宜忌,以及其在不同外界条件和配伍应用时的性能功效变化，就能得心应手。众所周知，在数百味常用中药中，单功能者甚少，多效药占据大多数。比如山药，其性味甘平，归肺、脾、肾经，既能补气，又可养阴，为平补脾、肺、肾三经之药。适用于气阴不足之证，且兼涩性，故带有轻微的收敛作用。临床上可用于补脾止泻、补肺止咳、补肾固精、缩尿、止带等方面，但本品养阴能助湿，故湿盛中满或有积滞者不宜单独使用。因其收涩止泻，故虽有脾肾两虚，但兼有便秘的人不宜单用来食疗。再如黄精这味药，与山药类似，均有补气养阴作用，性味相同，但黄精益阴润燥功能强于山药，所以阴虚便秘者宜用黄精，补虚时要因个人体质而分辨应用。

我在临床上喜用平和药，药力不峻烈，这是因为我认为人体是一个有机整体，生机勃勃，具有自我调节与祛邪抗病的本能。机体正气虚，阴阳失调、气血逆乱、脏腑功能失调时易染病，用药是创造有利条件，促进机体生理功能尽快恢复，帮助正气抵御邪气，所以不能唯以克伐为用。用药过猛而再伤正气，或将造成新的紊乱，应以调节脏腑功能、调节机体内在因素为要。而药力较强或峻猛之品并不是不用，而是用量宜小。用量小，药力变缓，也不易有毒性及不良反应。建议老百姓在日常中医食疗、药物养生中也要遵守这个原则。

另外，一定要避免用毒性药，因其性能特点突出，药力峻猛，效速害大，掌握不易，需要在医生指导下谨慎使用，并且要严格炮制，以缓其毒，从古法小剂量开始，不效逐加，生效即止，间隔使用及配伍使用。再有，中药的炮制方法不同，也影响其性效。经常有患者问我常用于食疗的几种中药，如黄芪，其味甘、性温，归脾、肺二经，是补气的常用药，生用性微温，用于治疗气虚轻症。炙黄芪，也就是蜜炙的黄芪，温补力强，而利水湿之力较弱，善补气升阳，对于中气下陷引起的久泻脱肛、子宫下垂、胃下垂等症较为适用。黄芪温补之力强于人参，又能固表止汗、托疮生肌、利尿退肿，而且比较安全，除了易助火外，常用剂量下，10~20g 长期应用没有害处。再比如薏苡仁，味甘淡，性微寒，也是很常用的中药，生薏苡仁清热利湿，炒薏苡仁性偏温，用于健脾止泻，此类例子不胜枚举，大家要善于区别。有的中药同名异物，由于历史原因，同名来源都不同，成分与功效大相径庭，比如川贝母和浙贝母，北沙参和南沙参，沙苑蒺藜和刺蒺藜等，要避免误用。所以，只有做到知药善用，才能提高疗效；合理应用，才能保障健康。养生保健贵在坚持，而在这个过程中不断地学习，更会让人受益匪浅。

中医强调个体差异，亿万苍生不能千篇一律地应用一个模式来养生保健，否则，就很难达到预期的效果。人的一生，无论是在胎儿时期，还是在出生之后从婴孩到老年的时期，影响健康的因素绝非只有一种，而是多种多样，广泛涉及其生长生活环境的各个方面，如饮食、劳动、工作、教育、文化、娱乐、婚育、情志、疾病、锻炼、年龄、性别、地域、环境污染、社会（包括经济生活、意识形态、社会地位、职业、战争）等。也就是说，每一个社会人，其健康长寿与其生长生活环境的各个方面息息相关，为了健康地生存与很好地工作、生活、繁衍后代，就必须从上述各个方面对自己的身体进行合理的综合调摄。也只有从各个方面下手，采用多法配合、综合调摄，才能保证其在生长生活的每时每刻都有一个健康的体魄。健康体魄，又为颐养天年打下了坚实的基础，为寿至期颐创造了必需的条件。历代长寿的养生专家都主张养生要因人、因时、因地制宜，多法配合，综合调摄，并取得了成效。《黄帝内经》集先秦时期道家、儒家的养生思想之大成，提出了调和阴阳、濡养脏腑、疏通气血、形神兼养、顺应自然等原则，总结出调情志、慎起居、适寒温、和五味、节房事等多种养生方法。

唐代孙思邈就是一位学验俱丰的养生学家，主张养生当“动静相宜”“药饵并济”“形神相兼”，并以此综合调摄自己，收到了体健长寿之效。北宋的许多文人学士均熟谙养生之道，苏轼就是其中之一。他不仅注意饮食起居，对运动养生也颇有研究，并摸索出一套行之有效的运动养生法，受益匪浅。

总之，我认为养生的基本原则是：天人相应，顺其自然；身心合一，形神共养；动静结合，协调平衡；辨体识证，审因施养；多法配合，综合调摄；动态进行，通贯终生；持之以恒，坚持不懈。希望这些对大家有所启发。

长寿秘诀身上找

随着时代的发展，人们的物质生活水平也逐渐地提高了，大家也从过去追求温饱渐渐上升到追求养生。尤其是老一辈的人，清苦了半辈子，现在终于可以安享晚年了，相对地也更加注重养生，希望能够延缓衰老，益寿延年。

中医学对于衰老有四种说法。一是气血津液瘀滞说。有句古言："流水不腐，户枢不蠹"，说的就是这个道理。这种学说认为人体衰老是气血津液流动不畅的结果。二是阴亏说。生命活动就像油灯的火焰，油如果充足油灯就会很亮，油如果枯竭了，火焰就会变暗直至熄灭。而人体的阴精好比灯油，充盛的阴精也带来了旺盛的生命力。阴精的重生程度随着年龄的增长逐渐衰败，老年人生命力低下也是因为阴精不足。三是阳衰说。《素问·生气通天论》中提到："阳气者，若天与日，失其所，则折寿而不彰。"意思是说，人体和阳气的关系，就像天和太阳的关系一样，人如果失去了阳气，寿命就会在不知不觉中减少。四是先天不足论。清代医家徐灵胎指出："人之形成，即有定数"，认为人的寿命是先天就定好的，定数大的寿命长，定数小的寿命短。

衰老是综合因素作用下的结果，衰老机制很复杂，而精血不足、血脉瘀滞是引起衰老的主要原因。人上了年纪，身体的功能开始下降，这是由于物质缺乏。人体的物质主要是指精血，人体衰老的原因有一部分是精气不足。人体的精血，就好像在大地上流淌的河水，水多了水流速度就快，水少了流得就慢，甚至会瘀塞，因而导致血稠而滞。人体精血不足，运行往往会迟缓，致使脏腑失养、功能减退、肾不能受五脏六腑之精而藏之，精亏更加严重，从而加速衰老。因此，我认为精血不足兼血瘀是人体衰老的主要原因，所以主张补益肝肾之阴与活血化瘀并行来延缓衰老。

我对于抗衰老有个自拟方，叫填精养血化瘀方，如果人体没有什么偏性的话可以服用它来延缓衰老。方子以熟地黄、制何首乌、枸杞子、黄精填精养血，健脑充髓；当归活血补血；川芎、丹参活血行气通脉；人参补气安神益智。这些药组合起来，补精血而不留淤滞，行瘀血而不伤正。具体服用时因人而异，随证加减。而且在一系列动物实验中已证实，填精养血化瘀方能延长蓖麻蚕和果蝇的寿命，降低鹌鹑的血液黏稠度、凝聚性，并能调节血脂，改善老化现象。

衰老是自然规律，不可逆转不可抗拒。不过现代医学证明，单纯性高龄衰老要到百岁以上才出现生理性死亡。能不能寿至天年，就要看能不能掌握科学养生之道。

中医讲人体是一个整体，中医养生的作用就是提高人体的免疫能力，让人不会轻易地被疾病侵犯，就好像在疾病入侵人体的关卡处增强兵力，使之不能轻易来犯。在平时，养生也可以看作是身体功能的“练兵”，就算敌方太强大，冲破了关卡，得到锻炼的身体也能积极地应对，在药物的帮助下使人体更快地康复。

但是具体怎么养生才是科学的，很多人都不知道。有些人是从电视上了解到吃什么对身体比较好，就从外面买什么回来一个劲儿地吃，其实这样是很不科学的。只偏重于吃一种食材，日积月累，身体中所含这种食材中的元素必然会增多，如果到了一定程度就会破坏体内的平衡，这反而不利于身体健康。而且饮食只是养生的一个方面，养生还包括身体锻炼、调摄情志等方面，也就是说养生不仅要修身，养性也很重要。

科学养生应时时处处以顺应自然、形神并养、动静结合为原则，调饮食、畅情志、慎起居。首先要注意营养平衡，起居有常，食补为主，药补为辅，动静结合，心态平和。其次是改正不正确的生活习惯，建立科学的养生保健方式。我的养生方法主要有以下 4 个方面：起居有常、饮食有节、调摄情志、勤加锻炼。

1. 起居有常

经常有人咨询我长寿的心得，其实对于一般人来说，只要做到“起居有常、饮食有节”即可。这是古人总结的生活规律，无论何时都行之有效。现在的人们由于工作压力大，经常熬夜加班，仗着年轻，以为熬了夜睡一觉就可以缓解。其实熬夜的过程是在损伤人体的精气神，长此以往，各种慢性病极易找上身。所以生活一定要有规律，遵守作息时间，不能过度劳累。我每晚 10 点前睡觉，早上 6 点钟起床，中午还要小睡 20 分钟。睡前注意用温水泡脚，并按摩涌泉穴，不仅安眠的效果好，长期坚持下来，也能起到滋养肾阴的疗效。

2. 饮食有节

《黄帝内经》里提到“食饮有节”的养生方法，因为吃得太饱了，会损伤肠胃，破坏消化系统。我除了吃得不过饱之外，饮食还很清淡，习惯吃一些熟软、易于消化并且富有营养的食品。蔬菜、鱼、蛋吃得多，肉吃得少。比如，早餐通常是三颗大枣，一袋牛奶，一根香蕉或两个芋头，一个鸡蛋，有时将牛奶换成豆浆。午餐则注重干稀搭配，面条、米饭要软烂。晚上喝粥，粥里可以加枸杞子、绿豆或栗子，有时吃芋头和白薯，因为以食通便是最好的。水果则常吃香蕉、苹果，因为我的胃不好，所以过凉的水果在吃之前我都会用热水烫烫，或用微波炉热一下，以防伤胃。我平时还喜欢喝红茶，又常用补益之品，以辅助正气，如服用西洋参茶等，使正气存内，邪不可干。我对烟酒的态度是“禁烟慎酒”。有时小酌黄酒或葡萄酒，以畅通血脉而不伤脏腑，但烈性酒是很少喝的。我年轻时教书备课，常熬夜，养成吸烟的习惯，年龄渐大，明显发觉气管不行，常年咳痰，所以我 60 岁时戒了烟。戒烟后这 30 多年里，我的呼吸和消化功能明显得到好转，感觉受益匪浅。

3. 调摄情志

情志是精神的调适，就是说精神和心情都要舒畅，一旦精神失调，就容易生病。我一生为医，大半生执教，我始终把努力搞好工作放在第一位，把全部精力都放在了传承和发展中国药学上。20 世纪

50 年代，我国刚建立中医学院，数十年的中药学科建立过程中，我与同道们昼夜奋战，数月内主编了第一版《中药学》讲义，并全身心地投入到教学研究中。在没日没夜的工作中，尽管疲劳，但我是由衷开心的，中医是我的事业，也是我一生最大的兴趣，相信任何人做自己感兴趣的事情，内心都会是愉悦的。同样的，如果做任何事情，都心怀愉悦，定能事半功倍。

情志贵在调和适中，遇事既不可不动感情，又不可动情太过，比如以前工作时也会遇到这样那样不愉快的，甚至难堪的事情，有时也会愤愤不平，但我不轻易动怒，更不逞一时口舌之快。确有烦心事时，我通常出去散步或做些别的事情来排遣和忘记。到了现在，也真正能做到不争不抢，不计较得失了。我总结了一句话来勉励自己："量大不争、心平气和、乐于助人。"

4. 勤加锻炼

运动锻炼是增强体质、养生保健必须重视的方式。年轻时我早上起床第一件事就是在操场上慢跑 3 圈，约 1 200 米，继而打太极拳 10 余分钟。50~70 岁，改为晨起打太极拳或慢跑 20 分钟，下午四五点钟外出散步 1 个小时。现在 90 多岁了，每周仍出一次门诊，闲暇时我还会种种花，日子悠悠然地过着，不仅能够锻炼身体，同时也提高了生活的乐趣。有时也哼哼汤头歌、练练静坐，意守丹田，调整呼吸，循序渐进，持之以恒，对健康长寿都大有帮助。

第四章 悬壶济世，妙手仁心

肆

气血调和好“孕”来

我一直觉得自己是一个不善于言谈的人。跟我说话最多的不是家人，反而是每天相处的患者。我做中医 70 多年，有的老患者都带着孙子来看病了。这么多年来，人们因为生病而找到我，他们在治疗前后的情绪变化让我印象颇为深刻。这其中，能给予患者新希望的例子最令我有成就感。

我在国医堂出诊时，有个 30 多岁的女患者找我调理月经。这个女患者月经经常错后，有时候甚至两三个月不来一次。中医认为，月经错后一般是由血虚或血瘀引起。我观察到她的面色暗黄，脸上痤疮很多，痤疮基本上都是深色的，再加上她说自己平时有乏力、多梦、急躁易怒、咽中有异物感等症状，我辨证为肝郁脾虚，兼有血瘀，以疏肝健脾、活血化瘀为法，方中有四物汤为养血活血之用，加用疏肝理气、健脾安神药。

她坚持服用我开的方子调理，月经可以一个半月来一次，我告诉她调理月经要有耐心，她起初很配合，每月固定时间来复诊。但是中间有段时间她突然不来就诊了，我担心她没能坚持服药，心里一直惦记着这位患者。没想到过了 3 个月，她又来复诊了。原来这期间她怀孕了，因为是意外怀上的，没有做好准备，很可惜最后流产了。我告诉她，女人怀孕前 3 个月最要小心，保胎非常重要。她已经流过一次产了，要想怀孕就要更加注意身体。备孕前最好一边去西医那边做检查，一边在中医这边调理身体。我说的这番话她听进去了，去西医那里做了个女性激素水平检查，结果西医妇科大夫告诉她，这个激素水平检查结果显示她卵巢早衰，分泌激素不够，排卵功能不行，以后无法再生育了。

她对此非常绝望，才 30 多岁就卵巢早衰，不能有孩子，确实令人惋惜。我安慰她说："不要担心，这个结果不去管它，把月经调好了可能还有生育的机会。"她听了我的话，继续按照我的方子服用汤药调理月经，每月复诊一次调整方子。

结果意想不到的事情发生了，在我这里调理半年后，她又怀孕了。这次怀孕后她不敢大意，按时去医院进行孕期检查。胎儿发育很正常，在怀孕期间也没有任何先兆流产的征象。后来她跟我说，给她看病的西医大夫也对她能怀上孩子感到惊讶。

这位患者能重新怀上孩子，跟她的心态也有很大关系。一方面她没有放弃用中药调理身体，同时也学会了调整情绪，摆正了心态，这样服用中药调和气血的功效更佳。

现在她的女儿已经 4 岁多了，母女身体都很健康。后来她也介绍家人亲戚陆续来找我看过病，疗效都还不错，久而久之，我们相处得像朋友一样。她母亲 60 多岁时被发现患有乳腺癌，术后化疗期间我给她用中药解决化疗的诸多不适症状，化疗后两年至今一直吃我开的汤药，现在没有任何不适的症状，老太太说自己感觉和得病前一样，精神好，体力足，情绪也稳定。她的丈夫患有高血压病，没有服用西药，偶尔血压高上来头痛难耐，我给他开了一个方子，他吃了血压就平稳了，后来间断服用这一张方子，每每都能解决头晕、头痛等不适。她的同事患有乳腺癌，因为听说她母亲在我这里调理得不错，就来就诊。化疗后要长期服用内分泌药物，至少 3 年时间，这类药物的副作用主要有关节疼痛、烘热出汗等，到我这里用汤药辅助解决这些副作用的疗效也很好，这位患者也坚持吃汤药至今两年多了。

我和这位不孕的患者成为很好的朋友，逢年过节她一家人都会专门来门诊室看我，看她一家人健健康康、和睦幸福的样子，无论作为大夫还是作为朋友，我都替他们开心。

在她之前我治的不孕不育症比较少。因为这是专科病，现在很多人都是直接找中医妇科大夫去治疗。在她之后我也看了几十个不孕不育的患者，有些是夫妻俩一起来调理的，疗效也很好。我认为作为一个中医就应该做全科大夫，内科、外科、妇科、儿科都要精通。可能有些专科用药并不常用，甚至有些普通的药店都没有，但是辨证正确，疗法方药对路子，总会有疗效。

做医生，对患者有惠泽之心，能让患者对生活有所期望，享受到天伦之乐，是一件很幸福的事情。“授人玫瑰手有余香”，医生能让患者减轻了痛苦，让她们生活得更好，心里才有那种安稳踏实的感觉。

女性患者经常会咨询一些补气补血的中药，补血药主要适用于血虚证。如血虚兼阴虚当配伍补阴药；血虚用补血药效果不显著或兼气虚者当配补气药；脾胃虚弱者当配健脾胃药；湿浊中阻、脘腹胀满、食少便溏者忌用。下面给大家介绍几种常用补血药。

1. 当归

甘润补血，辛温活血，且可行气止痛，为妇科良药。对妇女月经不调、经闭、痛经、胎前产后诸病均可应用。兼有润肠通便作用，可治肠燥便秘。总之，可治一切血虚血滞的病证，而血分有寒者最为适用。

2. 熟地黄

甘而微温，归肝、肾经。为滋阴养血、生精补髓的要药，凡肾阴不足，肝血亏虚及精血两伤之证，用之均有良效。但因其腻膈碍胃，故宜与砂仁同用。地黄因加工方法不同，而有鲜地黄、生地黄、熟地黄之别。鲜生地黄长于清热凉血；生地黄长于凉血滋阴；熟地黄长于滋补精血。

3. 何首乌

制用补肝肾益精血，兼能收敛精气，且不寒、不燥、不腻，所以为滋补良药，可治肝肾精血亏虚，头眩眼花，须发早白，腰膝酸痛及遗精崩带等证。制首乌不滋腻、不碍胃，为熟地黄所不及。但应注意其有毒性，要注意用量，单剂不宜超过 12g。

4. 白芍

苦、酸，微寒，有养血、敛阴、平肝、柔肝的作用。适用于肝血不足、肝阴亏损、肝失柔和、肝阳偏亢引起的头痛眩晕、胁肋疼痛、四肢拘挛作痛，或肝脾失和、腹中挛急作痛以及泻痢腹痛等证。又治妇女血虚月经不调、自汗、盗汗，可以补血调经，敛阴止汗。当归、白芍均能补血，然当归性温，适用于血虚有寒者；白芍性微寒，适用于血虚有热者。

5. 阿胶

甘平，为滋阴补血良药，且有清肺润燥止血作用，凡血虚阴亏或劳热喘咳，以及一切血证，如吐血、衄血、咯血、便血、尿血、崩漏等证，均可应用。此外还兼有利尿润肠作用，可治阴虚小便不利，下痢脓血或肠燥便秘之证。然性质黏腻，胃弱者不宜服。入汤剂应烊化冲服。

6. 龙眼肉

甘温，有补心脾、益气血的作用。既不滋腻，又不壅气，为滋补良药。常用于思虑过度、劳伤心脾引起的心悸怔忡、失眠健忘、食少体倦、脾气虚弱、便血崩漏，也适用于一般气血不足之证。

补气药适用于气虚证，气虚是指机体活动能力的不足。补气药最适用于脾气虚和肺气虚的病证。因气能生血，又能生津，所以在补血或生津方中，常配合同用以增强疗效。服用补气药如出现胸闷腹胀、食欲不振等证，可适当配伍理气药同用。

1. 人参

甘、微苦，微温，归脾、肺、心经。具有大补元气的功效，元气充沛，可以益血生津液、安神增智慧，故又适用于血虚、津亏及精神不安之证。总之人参为虚劳内伤第一要药，凡一切气、血、津液不足之证，皆可应用。

2. 西洋参

苦、微甘，凉。归心、肺、肾经。功能补气养血、清肺火、生津液，适用于气阴虚而有火之证，如阴虚火旺、咳嗽痰中带血，热病气阴两伤、烦倦口渴，津液不足、口干舌燥以及肠热便血等证。

3. 党参

甘平。善补中气，又益肺气，为脾、肺气虚常用之药。气能生血、气旺生津，所以又有养血、生津液功效，也适用于血虚津亏之证。

4. 黄芪

甘，微温。为补气要药，且有升举阳气的作用。常用于脾肺气虚之证，而对中气下陷引起的久泻脱肛、子宫下垂、胃下垂等证尤为适用。对血虚津亏之证，也常应用，能补气生血，生津止渴。

5. 白术

甘、苦，性温。有补中益气、燥湿利水的作用，为健脾要药。兼有安胎功效，可治妊娠气弱脾虚、胎气不安之证。

6. 大枣

甘温。为补中益气、养血安神之药。常用于脾胃虚弱、食少便溏或气血亏损、体倦乏力、面黄肌瘦，以及妇女血虚脏躁、精神不安之证。又有缓和药性的作用，与峻烈药同用，可使药力缓和，且不伤脾胃。

莫让肠道沙漠化

进来的是位女患者，看上去年龄不大，也就 30 多岁，面色苍白没有光泽，一坐下来就迫不及待地问道："大夫，我最近便秘得很严重，大概三四天一次，便秘严重的时候肚子很胀，我都不敢多吃饭了。这时间长了，现在连吃饭的胃口都没了。而且这段时间感觉浑身无力，就连倒个水我都觉得累，平时就喜欢躺着或者坐着，家人都说我现在跟变了一个人似的。我以前很勤快，每天按时做家务，忙里忙外，丝毫不觉得累。现在变成这样，您看我是不是生了什么大病啊？"

我没有立即回答她的话，叫她伸出手来，开始把脉，脉象沉细如丝，绵弱无力。再看她的舌苔，颜色淡。我又问了她的月经情况，她说月经量很少，基本每次都会延期，月经颜色也很淡。中医认为，脉沉细多见于气血两虚证，再加上她的月经量少、色淡，月经延期，结合这些情况来看，我判断她是血虚证。通过这位女士的自述，她小便很正常，而大便是好几天才有一次，本来身体就乏力，便秘更是让症状雪上加霜。在详细地问诊，确认没有其他器质性病变后，我才告诉她，这是由于血虚引起的便秘。

看她一脸似懂非懂的样子，我又给她解释："血虚型便秘是女性的常见病，女性由于生产、月经等生理特性，常常会阴血不足，而你的月经周期不规律，量少色淡，表明已有了血虚之象。血虚的患者经常会感觉乏力气短，并且面色苍白。长期的阴血不足，就不能滋润肠道，肠道得不到足够的滋养，逐渐干涩就会引发便秘。一切的罪魁祸首都是因为血虚，所以现在的首要任务是把你的血虚调理好。"听了这些，这位女患者长舒了一口气："吓死了，我以为得了什么疑难杂症呢。"

说清楚这些后，我便给这位患者开了几剂健脾养血，润肠通便的药，方中当归的用量略微加大了一些。当归是女性调血要药，专能补血，又可行血，补中有动，行中有补，既有养血的作用，又能够促进肠道运动来通大便。这位患者除了便秘外，长期胃口不佳，纳差，脾胃受损，这就需要用一些中药来开胃健脾，保证能够受纳水谷精微，先把机体整体的物质基础补起来，然后再使用补血药，便能事半功倍。

血虚与便秘两者之间是有因果关系的。血虚会导致肠道干燥，如果肠道失于濡养，大便就不易排出去，造成便秘。所以治疗血虚便秘应首先补充人体气血津液，气血足了，身体乏力的症状也会消失，肠道也变得润泽有动力，大便自然可以顺畅地排出去了。很多人有便秘的症状，但是他们往往忽视了自己其他的症状，盲目地使用果导片、番泻叶、大黄等，觉得通出来就好了，其实这只是治标不治本。中医讲究通腑、通养，通便不是单纯地泻就好，而是通过调理全身的脏腑功能，使得阴阳气血平衡了，肠道功能才能恢复。

给患者开完了药，我把药方递给她，跟她讲："没什么大事，回去吃过几服药之后会有改善，慢慢来，不要着急。还有，最近的饮食也要注意，生冷辣硬的食物不要吃，难消化的食物少吃。再来就是体力好一些还是要适当活动，锻炼身体，越不动越乏软，你活动起来肠道才跟着蠕动，不能总坐着躺着啊。”

这位患者是血虚的典型代表，血虚有一些比较常见的症状，比如面色萎黄、嘴唇及指甲苍白、头晕眼花、耳鸣、心悸怔忡、失眠健忘以及妇女月经延期、量少、色淡，甚至停经等证，所以女性要懂得补血养血。

除了这位患者，之前也接诊过另一个便秘患者，是个 60 多岁的老年男性。他自述经常便秘，还感觉肚子凉飕飕的，最近这种情况还越来越严重了，他来我这儿看病的时候还用手捂着肚子，想把肚子焐热乎。一般来说，便秘的患者排出的大便质地较干，没有水分，但是这个患者例外。我记得那天他来问诊的时候，面带犹豫之色，想了很久才跟我说道:“大夫，我这大便好多天才解一次，有一次 5 天了才排一回大便，而且每次我都要在厕所里挣扎好久。但是不知道是怎么回事，我的大便拉出来不是干燥的，反而很稀，不太成形。我这算是便秘吗？”

便秘是什么情况呢？我们通常所说的便秘首先是排便间隔时间比较长，经常是隔个两三天才排一次，而且每次上厕所的时间也非常长，因为排便吃力，并且多数有粪便干硬的现象。而这个患者的便秘跟平时我们见到的不一样，这位患者的各种症状是脾阳虚兼气虚引起的。人上了年纪，正气渐虚，脾肾功能也逐渐减退，容易引起气虚和脾阳虚。脾阳虚临床表现为腹胀纳少，腹痛喜温喜按，大便溏薄清稀。气虚则肠道内推动无力，所以大便经久不下。这个时候就要给患者开一些补脾益肾的药，补足阳气，由阳气推动大肠蠕动，以此来促进排便。中药有一味药，补肾润肠效果非常好，就是肉苁蓉，又称淡大芸，又俗称为——“沙漠人参”。在我国西北地区沙漠腹地，经常可见一两个肉苁蓉植株上整齐地排列着一朵朵淡紫色的小花，在大漠孤烟的苍茫景色中自由生长。大家都知道人参是补气的良药，肉苁蓉生于沙漠，既然有“沙漠人参”的称谓，那补益效果可想而知。肉苁蓉味甘、咸，性温，归肾、大肠经，善补肾阳、益精血，治疗肾阳不足、精血亏虚、阳痿遗精、不孕不育、腰膝冷痛或软弱无力，有这些症状都可用这味药来补。它还可以润燥滑肠，特点是补阳不燥，药力和缓，所以对于阳虚便秘的老年患者，十分适用。

我国清代的药物学著作《本草正义》这样描述肉苁蓉："咸能下降，滑能通肠……性本温润、益阴通阳，故通腑而不伤津。"这段话表明了肉苁蓉通腑而不伤津液的特点。便秘的患者多数都不知道自身症状的根源所在，常常会滥用泻药。泻药虽通腑但是伤津液，人的水分、电解质会丢失，体内的环境会因此被破坏。而肠道一干燥，又会出现便秘。反观肉苁蓉这味药，既能滑肠，又不伤津液，同时还具有助阳气的作用，足以可见这味药的安全可靠之处。《药性本草》称它"益髓，悦颜色，延年，大补壮阳，日御过倍"。我平时在家也常将肉苁蓉放入米粥中熬煮，作为食疗之品。

肉苁蓉相对来说药性温和，但是如果患者舌苔黄腻，或胃肠实热便秘的人，就不适合用。所以服用肉苁蓉还是要咨询医生，根据自己的体质用食疗或是药疗方式调整。

便秘食疗方：

1. 肠胃积热型便秘

症见：大便干结，腹中胀满，口干口臭。面红身热，心烦不安，多汗，时欲饮冷，小便短赤。

(1) 蜂蜜、甘蔗汁各 1 杯，拌匀，每日早晚空腹饮。

(2) 鲜桑椹 1 000g，鲜蜂蜜 300g。先把桑椹煎煮 2 次，取煎液 1 000ml，文火浓缩，以黏稠为度，加入蜂蜜，再煮一沸停火，冷却即可装瓶。每服 20ml，温水送下，每日 2~3 次。

2. 阳虚便秘

症见：大便艰涩，排出困难。面色白，四肢不温，喜热怕冷，小便清长；或腹中冷痛，拘急拒按，或腰膝酸冷。

肉苁蓉、当归各 15g，粳米 100g，葱白 2 段，生姜 3 片，细盐少许。先用砂锅煎肉苁蓉、当归取汁，与粳米共煮，待煮沸后，再入细盐、生姜、葱白煮为稀粥。

3. 血虚便秘

症见：大便干结，努挣难下，面色苍白。头晕目眩，心悸气短，失眠健忘；或口干心烦，潮热盗汗，耳鸣，腰膝酸软。

新鲜菠菜250g，食盐、麻油各少许。将菠菜洗净，待锅中水煮沸，加入适量食盐调味后，把菠菜置沸水中烫约3分钟，取出，加麻油适量拌匀食用。

七分治三分养，健脾养胃补中气

正值暑月，阳光热辣辣地照着，屋顶上、路面上白晃晃一片，逼着人往阴凉地儿躲。我在食堂吃完饭，便顺着大榆树下的阴影走回诊室去。时间还早，还没多少人来，诊室比较静，我把从家里带来的茶沏好，喝上几口，闭上眼睛再养会儿精神，好应对等会儿的门诊。到了门诊时间，我洗了把脸醒醒神儿，准备迎接上午的第一个患者。

进来的是一个小姑娘和一位中年男子。小姑娘很瘦小，身高也就一米五的样子，因为四肢很瘦弱，看起来没什么气力，显得脑袋很大。那中年男子一手提着个袋子，另一只手扶着她慢慢走了进来。

等她坐下，我发现她脸上有一层细密的汗，给她诊脉，脉细弱。我问她哪里不舒服，旁边的男子先开了口，带着一口川腔："大夫，这是我闺女，从小就体弱多病，经常喊肚子痛，得有10年了，从小就没断过胃药，你看她今年都26岁了，营养不良，食欲越来越差，吃不下去饭，我和孩子妈妈看着她一天天瘦下去实在是心疼。带她去医院诊断为胃下垂，这些年都是靠营养液维持，今天可算找到您了，求您救救孩子！"我的外孙女是北京中医药大学的硕士，毕业后在北京的一所医院工作，系统学习过西医知识，又跟我一起门诊十年了，中西医功底都比较好。她此时也随我在一旁听诊，听到这么严重的胃肠病，帮我详细问了患者的西医治疗的经过。这个患者不仅胃下垂，横结肠也坠入盆腔了，还曾诊断为肠系膜上动脉压迫综合征，出现过十二指肠中段梗阻，这 3 年都靠胃管进食，严重的时候还用过 PICC 输液肠外营养。最近刚拔除了胃管、PICC 管，但每天仍需要多次经口进食营养液，不能正常饮食，即使每次只吃 10ml 营养液，稍吃多也会腹胀、嗳气。空腹的时候胃痛，时有恶心，曾在其他医院服用一个多月汤药，未见明显好转。

我看了一眼他身旁的小姑娘，蹙着眉头，两手交叉放在腹部，大概因为疼的缘故，脸上不断地冒出细汗，头发也略显干枯，看不到这个年纪应有的活力。

我问还有什么别的症状吗？这位父亲便轻声问他女儿："你跟颜大夫好好地说下病情吧。"她说道："爷爷，我以前总是在吃完饭后胃疼，但不严重，很轻的隐痛，那时候吃点胃药，喝点热水也就没事了。可这几年感觉越来越严重了，胃里沉甸甸的，什么都没吃也感觉很胀，尤其夜里受凉了，胃就更不舒服了。现在吃点东西就会胃疼、恶心，非常疼，吃药喝热水也没有缓解。"她说的时候，皱了一下眉，眼圈也红了，看样子被胃痛折磨得不轻。"我消瘦非常明显，浑身无力，动一动就出汗，头晕目眩，又怕冷又怕热，大便是两天才一次，偏干，睡眠也很差，很难入睡。""月经怎么样？""我已经停经 7 年多了。"我见她叙述病情很有条理，想必对自己的身体很了解，而且求医问诊已经成了习惯。随后我看了她的舌苔，舌红，根苔黄腻。

听完她的叙述，结合舌脉，四诊合参，我辨证为脾胃虚弱，中气下陷。中，就是中焦，指人体的上腹部分，包括脾、胃、肝、胆等内脏，以脾胃为主。中气下陷就是指脾气虚以致脏器松弛，最终导致脏器下垂之类的病症。我给她开了补中益气的经典方子——补中益气汤。脾主运化，为后天之本。若脾胃虚弱，生化乏源，脏腑经络无以为养，则肢倦体软，面色萎黄，纳少便溏，少气懒言，语声低微；若气虚腠理失固，阴液外泄，则动辄汗出。脾宜升则健，若中虚气陷，清阳不升，或水谷精微不能上输头面，清窍失养，而见头晕目眩；津液不能上承于口，以致口渴不止，惟渴喜热饮，饮量不多；中气下陷，升举无力，出现胃下垂等内脏下垂之现象。均由脾胃气虚，清阳不升，固摄无力所致，故治宜益气补脾，升阳举陷之法。

方中黄芪入脾、肺经，一则补中益气，升阳举陷，二则补肺实卫，固表止汗，重用为君药。党参、炒白术、炙甘草甘温补中，合黄芪则补气健脾之功益著，同为臣药。气虚日久，常损及血，故配伍当归养血和营；清阳不升，则浊阴不降，故配伍陈皮调理气机，以助升降之复，使清浊之气各行其道，并可理气和胃，使诸药补而不滞，为佐药。再少入轻清升散的柴胡、升麻，协诸益气之品以升提下陷之中气。炙甘草调和诸药，亦为使药。加用枳壳理气通便，炒枣仁养心安神，生姜、大枣调和营卫。诸药配伍，可使脾胃健运，元气内充，气虚得补，中气得举，清阳得升，则诸症可除。

我边开药，边给她的父亲讲解。这位父亲很是认真地听着，不时地拿笔记着。开完了药，我吩咐他说；“孩子的进食量还是要控制，不能多。每次喝药的时候，不能一次性喝完就分几次喝不要紧，当水喝吧，喝前还要温一温。从四川过来太远了，开半个月药，没有不舒服就继续吃，这些药吃完以后，再来复诊。”他点着头站起来道谢，然后扶着女儿走出了诊室。过了半个月，这位父亲就陪着女儿来复诊了，一进来我就知道她的病情有所好转了。她不像上次那样走路需要人扶，虽然这次还是略显无力。

她见到我，激动地说：“喝了七服药以后，乏力感明显减轻了，有力气起来走动了。现在吃东西能多吃一些了，胃疼的次数少了，但还是有点恶心。出汗量也减少了，大便也改善了，每天都有一次，谢谢爷爷！”

根据她现在的情况我在用药方面做出了调整，加了防风、砂仁、豆蔻仁。防风用来驱除风邪，抵抗外邪，因为她说她特别容易感冒，一感冒就只能停药，会影响疗效，于是我先给她把感冒预防好；而砂仁、豆蔻仁有理气温脾、开胃化浊的作用，对脾胃有好处，我嘱咐她回去继续用药调理。小姑娘和父亲满怀感激地道谢，并说回去一定好好吃药，姑娘脸上也带着笑意。

又吃了十几服汤药以后，他们再一次来，诸症明显缓解，特别是食量增加了。姑娘对我说：“以前胃不舒服，看到吃的东西都忍不住反胃，但最近竟然有食欲了，想吃东西了，最近体重也增加了 3 千克呢！颜爷爷，我想到以后若病治好了，可以像健康人那样想吃什么就吃什么，我就觉得有希望了。”我对她说要有信心，效不更方，守方继续让她服用。

虽然现在她在慢慢好转，但有些方面还是需要注意的。我告诉她吃东西要循序渐进，营养液算流食，这么多年没吃过正常食物，可以试着喝点稀粥，慢慢再加一些副食。胃气刚刚恢复的时候，尤其要禁食过油过腻的食物。七分治三分养，胃病特别要注意自己养护，千万不能掉以轻心。毕竟病了这么多年，就算是治疗有效果了，也不是一时半会就能好起来的，而是要持之以恒去调养，即使治好了，也不能不管不顾地吃，要养成良好的饮食和生活习惯。后来她一两个月来复诊一次调整方子，再后来慢慢变为两三个月、半年多，病情比较平稳，姑娘每一次来复诊，笑容就多一分。身体好转了，人也比以前开朗了。其实姑娘病情的好转，她父亲功不可没。随着女儿的逐渐康复，这位父亲每次见到我也都是满面笑容。可怜天下父母心，孩子的健康，往往是父母最大的牵挂。如今能让这一家人重拾快乐，我又何尝不替他们高兴呢！

因情致病，治之以情

但凡对中医有点了解的人都知道，中医讲究“望闻问切”四诊合参。无论中医西医，患者的自述是最重要的诊断依据。不过患者对疾病的病因认知有限，认为很多疾病都是由于外在因素引起的，往往忽略了内在情志的因素。多数患者进了诊室，就开始跟医生大吐苦水，但几乎从始至终不会提到情绪如何。俗话说“气大伤身”，脾气不好实际也是对身体的一种慢性侵蚀。

情志养生是中医养生中的重要部分。中医认为人要内外通调，舒畅的情志是外在健康的保障。人有各种各样的情绪，这是人对外界刺激的心理生理反应。善于管理自己的情绪,避免忧郁、悲伤等不愉快的消极情绪发生,使心理处于怡然自得的乐观状态,才会对人体的生理起到良好的作用。生活中因为情志不畅而导致身体不舒服的人比比皆是,我从医这么多年也见了太多。

一般因为情志问题来就医的患者以女性居多,女性处于各种生理周期时易烦躁,易伤肝气。但如今社会发展迅速,生活节奏快,生活压力也大,男性患者也因此多了起来。

2013 年的一天,一个 30 岁左右的小伙子踏入了诊室。都说“三十而立”,这个年龄段应该是男性身体最强壮的时候,可这位患者却蹙着眉头,面色暗黄,一脸阴郁。

“颜老,我来北京已经十几年了,生活过得马马虎虎,每天都为了生计忙碌奔波,但却还是一事无成,总觉得干什么都不顺利。一开始喜欢跟家人抱怨,后来干脆靠喝酒度日,经常熬夜,近几年发现自己脾气越来越不好,常常莫名其妙对身边的人发很大的火,一生气就两胁痛。一个人的时候总觉得烦躁不安,痰多。晚上睡觉也不踏实,多梦,还总起夜上厕所。”听完小伙子的描述,我摸了摸他的脉,看了舌象,脉弦数,舌苔白厚。再仔细询问,他的饮食也很不规律,常常吃饭就是看食欲,要不暴饮暴食,要不就干脆不吃。初步断定,这个小伙子应该是肝气郁结,脾胃功能也受到了很大的损伤。

现在的年轻人因为各种压力而心浮气躁,身体素质也因为生活压力、情绪而渐渐下降。上面这位患者因为情绪的问题,影响到了肝脏和脾胃的健康。然而实际上情志出了问题,波及的可是人体的整个内环境。中医将人的情绪分为喜、怒、忧、思、悲、恐、惊,谓之七情。七情是人体对外界的不同反应,是生命活动的正常现象,不会使人发病,但在突然、强烈或长期的刺激下,超过了正常的生理活动范围,就会损害到具体的脏器和功能,如“怒伤肝”“喜伤心”“思伤脾”“忧伤肺”“恐伤肾”等,此时“七情”就会成为致病因素。中医讲要保持喜不过旺,怒不过激,思不过虑,恐不过惧,惊不过神的正常情绪状态。其实这跟现在人们常说的平常心有异曲同工之妙。因此保持豁达的心胸、乐观的情绪、积极的人生态度是健康养生的第一要求。

我虽然 97 岁了，但是体力、精神方面还挺好，所以我现在还没有退休，还仍然在工作。我每天坐诊的时候心情都是愉悦轻松的，我很乐意去和我的患者们交流，我愿意倾听他们的故事，也愿意和他们一起与病魔作斗争。作为医者，我觉得我是幸福的，我热爱我的职业，我不认为我的工作对于我的年龄是一种负担，儒家说“仁者寿”，道家说“上善若水”，佛家说“普度众生”，其实我的为人处世原则也就是对人一定要宽厚，要诚意待人，要心态平衡，与人为善。

其实保持健康远不如想象的那么复杂。对事对物，坦然面对，微笑处之，拥有一颗平常心，再加上合理的保养，良好的饮食和适量的运动，想要健康真的不难。

俗话说：“笑一笑，十年少。”我们的生活中的确需要几剂“开心”药方。而古代名医，也有很多巧用情志治病的例子。元代著名医家、金元四大家之一的朱丹溪，就曾有过用笑话治好胃病的趣事。

据说，当时有一位书生由于妻子过世而深受打击，一连几天沉默不语，茶不思饭不想。眼看他就要饿死了，家人急忙请来了久负盛名的朱丹溪给他看病。而朱丹溪在给书生诊脉之后却一脸认真地说：“恭喜啊，你这可不是什么病症，而是将要有喜啊。”话音刚落，书生忽然哈哈大笑，连忙摇头捧腹，他指着朱丹溪说：“你是徒有虚名。我乃堂堂男子，哪里来的喜脉？”后来，这名书生逢人就讲这件事，一边讲一边笑。与此同时，书生的精神和胃口也渐渐好了，最后痊愈了。之后这名书生才恍然大悟，明白了朱丹溪的用意，特意登门拜谢。这个故事中，朱丹溪巧妙地利用了调节情志的方法让书生忘记失去妻子的痛苦，从而逐渐康复。中医认为，不良情绪会影响肝的疏泄功能，造成“肝木克制脾土”的情况，人们因此出现食少纳差、呕吐、嗳气等现象。西方医学也在实验中发现，人发怒时胃黏膜充血发红，悲伤时胃黏膜苍白，胃液分泌不足。可见，保持好的情绪对养护脾胃很关键。

古人在情志养生方面，积累了丰富的经验，人要在精神上保持良好的状态，机体功能上得到正常发挥，就要修炼情志。养生之道，养心为本，养身为要，凡欲身之无病，必须先正其心。中医养生学有很多种调节情志的方法，即情志养生法，主要是指通过自己对外界客观环境或事物的反应进行自我情绪调节和转变错误思维方式，将心情调节到最佳状态，使之健康长寿的方法。下面介绍最主要的几种。

1. 节制法

节制法就是调和、节制情感，防止七情过极，从而达到心理平衡的目的。正常七情宜养，异常七情宜戒。古人总结出“十二多”：“多思则神殆，多念则志散，多欲则损志，多事则形疲，多语则气争，多笑则脏伤，多愁则心慑，多乐则意溢，多喜则忘错昏乱，多怒则百脉不定，多好则专迷不治，多恶则憔煎无欢。”《老老恒言·戒怒》亦指出：“人借气以充其身，故平日在乎善养。所忌最是怒。”“怒”是历代养生家最忌讳的一种情绪，它是情志致病的魁首。“肝主怒”，《黄帝内经》里说：“肝气实则怒。”怒不仅伤肝，还可伤及他脏。所以要冷静克制不良情绪，不可因小失大。正如古人云：“欲有情，情有节，圣人修节以止欲，故不过行其情也。”

2. 疏泄法

所谓疏泄法，是指当人在处于逆境，心情不佳时，千万不要把痛苦忧伤闷在心里，一定要发泄出来。用直接的方法把心中的不良情绪发泄出去，可通过设置情境导泄不良情绪。如当一个人遇到不幸，悲痛万分时，不妨大哭一场。当心情郁闷、压抑时，可以通过无拘束的喊叫，将内心的郁积发泄出来。一定要学会用正当的途径和渠道来发泄和排遣不良情绪。除直接发泄的方法外，还有宣泄法。通过与亲人或者他人的交谈，把内心的某些不良情绪都说出来。

3. 移情法

通过一定的方法和措施改变人的思想焦点，或改变其周围环境，以解脱不良情绪的苦痛，或转移到另外的事物上去。中医提倡“移情易性”，移情，即排遣情思，改变内心情绪的指向性；易性，即改易心志，改变其不良情绪。琴棋书画是我国传统文化中的四种雅事，古人借此转移情志和陶冶性情。《理瀹骈文》里明确指出：

"七情之病者，看书解闷，听曲消愁，有胜于服药者矣。"《北史·崔光传》说："取乐琴书，颐养神性。"孙思邈在《备急千金要方》中指出："弹琴瑟，调心神，和性情，节嗜欲。"另外，也有运动移情的方法，包括劳动和运动两种。劳动不仅有所收获，还能够调养心神；运动可以强身健体，传统的运动健身法还能使形神舒畅，松静自然，心神安和，达到阴阳协调平衡，如八段锦、太极拳、五禽戏等，都主张动中有静、静中有动，动静结合，身心平衡。

4. 以情制情法

又叫情志制约法，创自于《黄帝内经》："怒伤肝，悲胜怒"；"喜伤心，恐胜喜"；"思伤脾，怒胜思"；"忧伤肺，喜胜忧"；"恐伤肾，思胜恐"。中医认为五志分属五脏，五志与五脏之间按五行生克规律而互相制约。用互相制约、互相克制的情志，来转移和干扰原来对机体有害的情志，借以达到协调情志的目的。根据"以偏救偏"的原理，通过不同情绪之间的互相调节来修养精神，创立"以情胜情"的独特方法。著名医学家张子和在《儒门事亲》中指出："悲可以治怒，以怆恻苦楚之言感之；喜可以治悲，以谑浪亵狎之言娱之；恐可以治喜，以恐惧死亡之言怖之；怒可以治思，以污辱欺罔之言触之；思可以治恐，以虑彼志此之言夺之。凡此五者，必诡诈谲怪，无所不至，然后可以动人耳目，易人听视。"

在运用以情制情法时，要注意刺激的强度，不要超过致病的情志因素，或是采用突然的、持续的强烈刺激，否则就达不到以情制情的治疗目的。

在情绪与健康的问题上，除了要保持乐观的态度，还要学会关爱自己。我行医多年，遇到过许多因为病情而过度悲伤甚至对生命失去信心的患者。作为医者，我首先要保持乐观谦和，不仅要给患者最好的治疗，我也要用我积极乐观的情绪与态度去感染、鼓励患者，让他们能对自己的病放心，对医生有信心，重拾追求健康的热情。

人的一生，不会永远一帆风顺。面对困难和烦恼，不要让自己绷得太紧，适当地排遣，合理地疏导，才对我们的健康最有裨益。

第五章 大自然是最好的补品

伍

阿胶补血知多少

有一次我早上刚坐到诊室里，还未坐稳，便有一个女患者推门探头进来。

“颜老，我可以看了吗？我今天是第一个。”

“来吧！”我招呼她进来。

她坐到我跟前，我仔细看过去，这位患者神情有些胆怯，戴着一顶帽子，进屋也没有脱下来的意思。

我拿着她的挂号条，看到上面显示她年龄 33 岁。我正准备询问她哪里不舒服，她先开口了。“颜大夫，我胃部隐痛已经两年多了，而且最近 1 个多月月经不来了，头发也快掉光了！您看我是不是缺血啊？我最近一直在吃阿胶，怎么一点效果都没有呢？”

说到这里，她将头上戴的帽子摘了下来，原来她剃了寸头。

“因为头发太稀疏了，还有白头发，我觉得太难看了，干脆就剪了短发。”

我看了也很吃惊，一个青年女同志，不仅停经，怎么头发也掉成这样？

“你刚才说吃阿胶，为什么要吃阿胶？”我不解地问她。

“最初我发现月经量很少，在网上面查了查，我自己瞎琢磨，觉得应该是血虚。然后就想到用阿胶了，阿胶不是补血的吗？”

“阿胶的确补血，但是它也有止血的作用。”

她听了便是一愣，“阿胶还止血吗？我的头发和月经都是因为吃阿胶才不正常的？”

“会有些影响，不过也不完全是因为阿胶的缘故。你平时情绪怎么样？”

“嗯！我脾气不太好！前一段时间我自己不知什么原因，总抑制不住怒火，什么鸡毛蒜皮的小事都能惹我着急生气。不怕您笑话，我觉得当时自己像疯子一样，非常躁狂，只有把气撒出去才舒服，所以经常向家里人发火。这阵子脾气过去了，我心里又特别内疚，觉得对不起家人。我觉得自己这是病态，所以就去看了西医，西医说我这是心理疾病，叫我吃精神类药物。吃了两周奥氮平，我发觉自己又开始抑郁了，整天觉得空虚，活着没意思，甚至有自杀的念头，我赶紧又将西药减量，逐渐停了这个药，后来西医大夫再给我开药我也不敢吃了，害怕自己精神不正常。我公公是您的老患者，在您这里调理得特好，他叫我一定找您看看病。”

我见她言行举止都很得体，语气平和，并不像焦虑抑郁的样子，就问她以前有什么病史。

“我这个胃刚做了胃镜，提示浅表性胃炎，胃窦黏膜隆起 0.2cm，病理活检说是间质瘤。我这个体质啊，可能容易长瘤，4 个月前我刚做了甲状腺癌次全切除手术，现在每天还吃着优甲乐。”

“监测甲状腺功能怎么样？”

“医生让我 3 个月做一次甲状腺功能全项检查，上次结果都是正常的，一直服用着常规剂量的优甲乐，但是还觉得乏力、怕冷，经常心慌、气短。”

她还有小腹隐痛，空腹嗳气，大便干稀不调，寐难易醒等症状，舌有齿痕，舌淡苔薄白，舌下络脉青紫，脉弦细，我给她开了一个疏肝和胃、健脾安神、活血通经的方子。

“中医认为，怒为肝之志，怒则伤肝，肝藏血，主疏泄，肝受损则易于引起气血的逆乱。本身血液就不通畅，用阿胶补血止血，经血更不容易下来。发为血之余，茂密乌黑的头发全赖人体内血液的滋养，血流不畅，气血不够充盈，头发得不到充分的滋养，就会白发脱发。”她恍然大悟，“原来是这样！”

“身体有轻微血虚症状的时候，前期可以通过食疗来调整，自己不要用特别的补药。”

“嗯，这回我明白了，谢谢颜大夫！”

后来她陆续几次来复诊，又说了自己一些情况。

“您别看我在门诊跟您说话挺流利，其实平时我很少说话，总是懒得说，在门诊跟您说这十几分钟，顶我一天的说话量了。我现在特别怕和人交流，也容易受到惊吓，比如上周，我走在街上，迎面走来一个女人，她的妆比较浓艳，也没有特别看我这边，但我看见她就像看见鬼一样，心里慌得很，强压住内心的恐惧，回到家还怕她突然出现，我自己也不是那种迷信的人，可就像中了邪一样，睡觉更不安稳了。”

看来她心血虚，心神不宁的症状体现出来了，我又在处方里加重了养心安神的药物。

经过几次复诊，她性情大为改观，精神转佳，头发也已经长出来了，月经也正常了。我几次从窗外望见候诊室的她，在停车场上和她那只黑色的拉布拉多犬追逐玩耍，可见她心情比以前好多了。

她在我这里坚持服药大半年时间，因为精神体力都有了改善，我让她勤加锻炼。她照我说的做，循序渐进，现在每天早上能慢跑5km，身体结实了，气色也好了，她说自己一天不跑步还觉得难受呢，现在吃得香，睡得着，体重都增加了，好发愁。我笑笑说，减少了肥肉，增加了肌肉，体重也增加，不必担心！

“我觉得自己现在和正常人一样，话也变多了，有时候觉得自己都有点儿话痨了，见人就想聊天！”说完她爽朗地笑了起来。

中医讲究阴阳平衡，健康人的体内是一个平衡的大环境，气血津液、五脏六腑间都保持着稳定、协调的关系。某一环节受损或过盛，势必影响到其他组织，这时候就要有针对性地补或泻。虚则补之，实则泻之。

阿胶是一味好药，用得对能起到不错的补益效果，但也得辨证使用，误用有可能适得其反，所以一定要全面了解中药的功效才能应用。

阿胶是马科动物驴的皮，是经漂泡去毛后熬制而成的胶块。古时以产于东阿而得名，又称驴皮胶。虽然它还具有滋阴止血、清肺润燥的作用，但是主要作用还是补血。阿胶闻名天下还是因为它是补血的上品。

相传唐朝时，阿城镇上住着一对年轻的夫妻，男的叫阿铭，女的叫阿桥，两人靠贩驴过日子。阿铭和阿桥成亲五年后，阿桥有了身孕，不料，阿桥分娩后因气血损耗，身体很虚弱，整日卧病在床，吃了许多补气补血的药，也不见好转。阿铭听人说驴肉能补，于是就叫伙计宰了一头小毛驴，把肉放在锅里煮。谁知煮肉的伙计嘴馋，肉煮熟了，便从锅里捞出来吃。其他伙计闻到肉香，也围拢来吃，这个尝尝，那个尝尝，一锅驴肉很快就进了伙计们的肚子里。煮肉的伙计吃饱了以后才知道着急，拿什么给女主人吃？无奈，只好把剩下的驴皮切碎放进锅里，熬了足有半天工夫才把驴皮熬化了。伙计把熬化了的驴皮从锅里舀出来倒进盆里，就成了一盆浓浓的驴皮汤，汤冷后竟凝固成黏乎乎的胶块。伙计尝了一块，倒也可口，于是把这驴皮胶送给阿桥吃。阿桥平时喜欢吃素食，不曾吃过驴肉，尝了一口，只觉得喷香可口，竟然连续吃了几餐便把一盆驴皮胶全吃光了。几日后奇迹出现了，她食欲大增，气血充沛，脸色红润，有了精神。自此，驴皮胶补血的这一神奇功效便在百姓中间传开了。

阿胶是传统的滋补之品，其中以产于山东省东阿县的阿胶最为上品。古时阿胶是进贡佳品，唐太宗就曾以东阿阿胶赏赐年老体弱的大臣。阿胶在治疗血虚萎黄、眩晕心悸、心烦失眠、肺燥咳嗽、劳咳咯血、吐血、便血崩漏等方面具有显著疗效。阿胶还具有生血的作用，可作为失血性贫血、缺铁性贫血、再生障碍性贫血患者及年老体弱者，儿童，妇女的日常滋补品。长期服用阿胶，还可营养皮肤，使肌肤光洁滑润并具弹性。

阿胶内服一般以 5~10g 为宜，用开水或黄酒化服，入汤剂应烊化冲服。止血宜蒲黄炒,清肺宜蛤蚧炒。

阿胶是滋补佳品,但使用时也要注意,其性质黏腻,有碍消化,因此脾胃虚弱者,不思饮食者,或长期消化不良,以及呕吐、泄泻者均忌服。像之前所说的那位患者,脾胃功能弱,时有胃痛、嗳气、泄泻,又有停经的情况,不宜急于使用阿胶,或者配合其他药物一起使用。

阿胶食疗方:

1. 血虚心悸

阿胶单服,可用开水,或热黄酒烊化;或隔水炖化,每次 3~6g。

2. 心烦失眠

阿胶 10g,黄连 6g,鸡蛋黄 1 个。水煎服。

3. 久咳燥咳

阿胶、杏仁、桑白皮各 10g。水煎服。

果盘里的良药——木瓜

相传安徽省广德县有一个叫顾安中的人独自外出,可能是走了太多山路的原因,脚突然感到疼痛,肿得很严重,几乎不能走路,于是他只能就近乘船回家。

在船上的时候,他把脚搭在一个装了东西的布袋子上。要下船了,他惊讶地发现脚没有那么疼了。一路上他也没有吃药或者做任何处理,只是一直踩着那个布袋子。他问了船家布袋子里装的是什么东西,船家说那是一袋木瓜。他记在心中,回到家之后,他买了一些木瓜切片放在袋子里,每天把脚放在上面,过了不久,脚果然痊愈了。

这个故事佐证了木瓜有利筋脉的疗效,木瓜确实可以治疗脚膝筋骨的疾病,所以木瓜又名铁脚梨。故事发生的地方也是盛产木瓜的安徽。

其中安徽宣州的木瓜最为著名,称为“宣木瓜”。宣木瓜是蔷薇科落叶灌木贴梗海棠的近成熟果实,拿来切片晒干,就成了中医临床入药的“木瓜”。水果店里卖的新鲜木瓜叫番木瓜，它原产于热带美洲，是舶来品。

木瓜性温、味酸，入肝、脾经。具有平肝舒筋，和中祛湿，消食止渴的功效，适用于脾胃失和，肝旺筋急的吐泻转筋，或筋脉失养，挛急疼痛；也可用于湿痹、脚气以及腰膝酸痛无力等症，还能消食、止渴，亦有和中祛湿，酸以生津的功效。

每年的七月初到八月上旬，宣木瓜外皮呈青黄色之时，就可以采摘了。将摘下来的木瓜用刀剖成两半，摊放在屋外的竹席上晒，先仰晒几日至颜色变红，之后再翻晒至全干。七八月份南方多雨，若是赶上连日阴雨天气，也可以在屋里生上炉子用文火烘干，把木瓜晒干之后就可以炮制了。将晒过的木瓜除去杂质，用水洗净，然后放在锅里蒸。蒸透之后把它切成4~8cm长，指甲盖儿那么宽，一元硬币那么厚的片儿。切完之后要再次把它晒干，待其干燥之后筛去碎屑，就做成木瓜饮片了。中药的炮制需要注意很多环节，不管是给自己吃还是给他人吃，做食物与做药材的人都讲求诚心。炮制木瓜饮片和炮制其他的中药材和食材都一样，都是为了增加食材或者药材的功效，赋予主材更多的功效。木瓜饮片可以祛风湿、舒筋络。许多人都有过腿抽筋、腰膝酸痛的经历，将木瓜与吴茱萸、紫苏、茴香、炙甘草、生姜配伍，治疗吐泻转筋。配伍牛膝、威灵仙、海风藤、川芎、当归等，治疗风湿痹痛，手足麻木，腰膝疼痛。《奇效良方》中记载木瓜汤，配伍大腹皮、陈皮、茯苓、紫苏、羌活、甘草、木香，可治脚气、足膝肿痛。也可用它配伍乌梅、石斛、沙参、谷芽、鸡内金等治疗胃津不足，食欲不振，舌干口渴。

木瓜入药一般以5~10g为宜，阴虚腰膝酸痛或者伤食积滞者不宜服用。

木瓜食疗方：

1. 木瓜1个，橘子130g，柠檬50g。将木瓜削皮去籽，洗净后切碎，捣烂取汁备用。再将橘子和柠檬切开，挤出汁液与木瓜汁搅匀即可。饮用本品有助于消化，润肠，老幼皆宜。

2. 将木瓜削皮去籽，取木瓜10g、薏苡仁30g、粳米30g，一同放入锅内煮粥，煮至薏苡仁酥烂，加入冰糖即可食用，每天服用 1 次，可缓解风湿性关节炎的疼痛和肿胀。

3. 木瓜 10g，附子 5g，茯苓皮 30g，冬瓜皮 30g，猪苓 15g。煎汤，足浴外洗可温阳利水消肿。

薄荷，辛能发散，凉能清热，芳香通窍

薄荷，唇形科多年生草本植物，一种有着特殊香味的小植株，芳香沁鼻。薄荷的用途广泛，除了药用，日常生活中用到的牙膏、口香糖等里面都能看到它的身影。薄荷一身都是宝，它既是中医手里的灵丹妙药，也是餐桌上的美味素食，又可作为提神醒脑的茶饮，不起眼的外表下蕴藏着巨大的价值。

薄荷是常用中药，味辛质轻，性凉，能疏散风热，常用于治疗风热头痛、咽喉肿痛、麻疹透发不畅、风疹瘙痒，还能疏肝行气，治疗肝郁气滞、胸胁不舒等，内服一般用量 1.5~6g。薄荷清利咽喉的效果很显著，相信大家都有过这种感觉，咽喉肿痛发炎的时候，吃上一块薄荷糖，明显会感觉咽痛得到了缓解。

如果夏天得了风热感冒，头痛、咽喉痛，可以买一些薄荷叶，洗净晒干之后，取 3~10g 煎煮成茶喝下去，可以有效缓解症状。也可以配伍菊花、桔梗、牛蒡子、金银花等。但是要注意煎煮的时间不能过长，因为薄荷含挥发油，主要成分为薄荷醇，极易挥发，如果煎煮时间过长，有效成分就消散了，喝下去也没有疗效。

除了煎服，它也能用来外敷以缓解头痛疲惫。夏天午后很容易犯困，会影响工作和学习，这时可以拿两片洗干净的薄荷叶子，把它拧干拧碎至汁液渗出，贴在太阳穴处，可以醒脑提神。

薄荷不仅可以单方使用，还可以与其他中药配伍。若发热、咳嗽、头痛、无汗，属于风热感冒，或温病初起而有表证的，常与荆芥、金银花、连翘、桔梗等同用，如《温病条辨》中介绍的银翘散。“桑菊饮

中桔杏翘，芦根甘草薄荷饶，清疏肺卫轻宣剂，风温咳嗽服之消。”与桔梗、杏仁、连翘、芦根、甘草、菊花配伍，即可制成疏风止咳的良方“桑菊饮”。用于风热麻疹透发不畅，或风疹皮肤瘙痒，常与荆芥、连翘、蝉蜕、牛蒡子等配伍。也可以用于风寒感冒，恶寒发热，配伍苏叶、羌活、防风等辛温解表药。

当今社会飞速发展，生活节奏快，压力大，每个人都奔波忙碌，回到家后早已身心俱疲。这时不妨沏上一壶薄荷茶，小口地啜饮，闻着薄荷清新的味道闭目养神，逐渐恢复身体的活力，这是一种很好的舒压、解乏的方式。

如果女性朋友平时感觉两肋胀满，月经不调，可用由柴胡、芍药、白术、当归、茯苓、甘草加上少许薄荷煎制成的“逍遥散”来疏肝理气，健脾养血。

夏天不管纱窗关得多紧，总是避免不了蚊虫叮咬，很多人还对蚊虫叮咬过敏，痒得难受，就用手抓，不仅容易感染，还会留疤。其实有一个很简单的方法，摘几片新鲜的薄荷叶，洗干净后挤出汁液，然后把流出汁液的薄荷敷在被叮咬的地方就能有效止痒。夏季的夜晚酷热难当，难以入睡，这时可以将薄荷晒干，做成枕芯，清心解暑，有助安眠。

薄荷药用的途径很多，老百姓的餐桌上也能见到。薄荷的幼嫩茎和叶食用起来口感很好，可以煮粥，也可以凉拌。有些人做汤的时候，会用薄荷叶代替香菜，做出来的汤的味道更鲜美。

夏天若感受暑邪内郁，出现痧胀、腹痛、吐泻，可配伍半夏、藿香、白豆蔻等服用。喜欢自制饮料消暑的人，可以做一些柠檬薄荷水、薄荷酸梅汤、薄荷青橘茶之类的饮料，这种饮料虽不是治病的方子，但也是应季的保健佳品。

薄荷芳香辛散，发汗耗气，体弱汗多者不宜食用。

薄荷食疗方：

1. 薄荷粥

鲜薄荷叶 30g，加水煎煮，冷却后捞出薄荷留汁。用 150g 粳米煮粥，待粥将成时，加入薄荷汁及少许冰糖，煮沸即可。

2. 凉拌薄荷

将薄荷叶洗净，切碎，用开水烫一下，放少许盐和麻油，拌匀即可。

金银姐妹花，散热解毒全靠它

传说在一个山村里有一对双胞胎，分别叫“金花”“银花”。两姐妹勤劳善良，平时还自学医术。

有一年村子里突然出现一种热病，村里郎中皆束手无策。看着乡亲备受煎熬，两姐妹决定出村求药。她们跋山涉水，遍访名医，终于找到了可以治愈此病的老郎中。无奈老郎中所居之地也有此病，老郎中为治病脱不开身，便告诉姐妹俩到丘陵、山谷中的树林边去摘一种草药。

这种草药初夏开花，花儿成对生于叶腋，初开时呈白色，后变成黄色，黄白相间，严冬不落。姐妹俩谢过老郎中后，立刻去采摘草药。之后乡亲们服用这种草药后果然病都好了，但是两姐妹却因为操劳过度病倒了。乡亲们感念两姐妹的恩情，再加上这种不知名的草药花初开时是白色，过一两日就变成了黄色，便把这草药命名为“金银花”，又称双花。

金银花不但清热解毒功效显著，还有很多其他功效。中医认为金银花味甘，性寒，芳香疏散，善散肺经邪热，又可清解心胃之热毒，治外感风热或温病初起，也可治疮痈肿毒，炒炭入血分，治热毒血痢。对治疗乳腺炎也有一定的效果。除了代茶饮用，还可将煮过的金银花外敷，对治疗多种因细菌及病毒所致的疾病也有不错的疗效。

金银花对处于哺乳期的女性朋友有很大帮助。哺乳期的女性得乳腺炎的概率比较大，通常的表现是乳房红肿热痛。不仅自己难受，宝宝也得跟着受苦，因为乳腺炎没治好之前孩子是不能喝母乳的，所以一定要抓紧治疗。把金银花、蒲公英、野菊花配在一起，加水煎服或者外敷，对治疗乳腺炎、痈疮肿毒都有一定效果。与黄芪、当归、甘草同用，可治气血不足的乳痈。

金银花清热解毒，可治疗痈肿疮毒。现在一些青春期的孩子，学习压力非常大，脸上经常会长青春痘，不仅影响美观，有时痘痕还会感染，又痛又痒。我曾经看到过长痘非常严重的患者，治疗起来也很棘手，稍有不慎就会复发。青春痘初起的时候，不妨试着用一些金银花泡茶喝。如果平时容易上火，还可以将绿茶和金银花搭配冲泡饮用。

金银花性甘寒，脾胃虚寒的人不能长期吃。现在的人们常有一个认识误区，就是认为体内有毒，生了病就认为是体内毒素太多引起的。市面上的虚假噱头，夸大宣传，让人们将解毒与包治百病画上了等号，很多具有解毒功效的中药便成了“常用保健药”。其实，此毒非彼毒，滥用清热解毒药可能伤胃，更不利于健康。金银花虽有解毒功效，但是针对的是体内的热毒，类似西药抗菌消炎药的功效，需要在医生指导下应用。中国的老百姓越来越热衷于养生，这是好事情，但是没有系统地学过中医药知识，盲目地将一些案例生搬硬套不行，药是有针对性的，应该怎么吃，什么不能吃，都要询问医生。医生根据病患的病情、身体状况来做不同的搭配，这样才体现了中医的个体化治疗，因人而异，辨证施治。

“枣”和衰老说再见

说起大枣，它能补血几乎是尽人皆知的事实。其实，大枣的功效远不止这些。

大枣起源于中国，在中国已有四千多年的种植历史，自古以来就被列为“五果”（桃、李、梅、杏、枣）之一。《神农本草经》将其列为上品，称大枣“主心腹邪气，安中养脾，助十二经。平胃气，通九窍，补少气；少津，身中不足，大惊，四肢重，和百药”。中医认为，大枣味甘，性温，归脾、胃经，具有补中益气、养血安神、调和药性的作用，可改善脾胃虚弱、倦怠无力、食少便溏、失眠多梦、头晕眼花、心悸怔忡等，是饮食调养的佳品。《神农本草经》里说：“久服轻身延年。”

现在大枣已经成为最普遍和热门的养生保健食品了，北京老街边的大茶壶里，倒出来的就有大枣、枸杞泡的茶。老年人常脾虚，中气不足，大枣与党参、白术、茯苓、炙甘草、陈皮、生姜等同用，可治疗食少便溏。我平时很喜欢吃大枣，每天早上都要吃。老年人吃枣一定要注意剥皮，枣皮不易消化，且食量不宜过多，一天3枚左右。

医书中有记载，吃大枣对缓解脾胃虚弱导致的倦怠乏力、面色萎黄有良效，因此人们常说吃大枣会有好气色。大枣也有养血安神的功效，一般适用于脾气虚、心气虚者。上班族一天到晚地工作，消耗了大量心血，回到家中就不想动，睡眠也不好，这时就可以坚持每天吃大枣。大枣还可用于治疗女性血虚脏躁。平日精神恍惚，睡眠不安，有人认为这是性格使然，其实不然，有的是病态。针对这种症状，我们可以食用甘麦大枣汤，将小麦、甘草、大枣配伍煎服，既养血补心，又能安神除烦。

大枣味甘，可以用来缓和药性。我很少用猛烈的药，但是如果一定要用，我就会加一些药物来扶正。我临床上还常用生姜、大枣配伍调和营卫，调补脾胃，增强食欲，促进药力吸收，提高滋补功效。

大家吃大枣时要注意几个问题。第一，注意用量，大枣每次食用3~12枚即可。其实不仅是吃大枣，很多生活方式都要讲究适度。有古籍中记载："无故频食则损齿。"意思是说没有缘由地频吃、频食，会损害牙齿。第二，用大枣入汤药时要掰开，做丸药要去核。第三，跟其他药物一样，大枣也有它的适用人群和禁忌人群，不是所有人都能食用。大枣所含糖分多，糖尿病患者就不适合经常吃大枣。此外，本品助湿生热，令人中满，所以湿盛脘腹胀满、食积、虫积，以及痰热咳嗽的人不宜服用。

大枣食疗方：

1. 大枣12枚，浮小麦30g，炙甘草10g，煎煮半小时，去甘草后食用。可益气养心，安神定志。

2. 花生红枣粥

花生仁50g，红枣50g，糯米100g。先将花生仁连红衣捣碎，红枣洗净去核，与淘洗干净的糯米一同放入砂锅，加水800ml，先用旺火烧开，再转用文火熬煮成稀粥即成。每日分早、晚食用。

第六章 四季养生秘诀

陆

一年之养在于春

上古时代的圣贤能够掌握养生之道，就能活过100岁而且形体动作都不显老，现代人也要通过后天的调养增强自身的体质，提高抗衰老的能力。

《黄帝内经》说过，要顺应季节的变化去养生，避病邪。明末名医张景岳总结四季养生原则为："春应肝而养生，夏应心而养长，长夏应脾而养化，秋应肺而养收，冬应肾而养藏。"春夏养阳，秋冬养阴。这句话还有个重要的意思，春夏养阳可以预防秋冬的寒气，如果秋冬能把阴养好了，可以预防春夏的火症。但是，养阳的时候不能脱离阴，养阴的时候不能脱离阳，阴阳都是要互相平衡的。

春季天气由寒变暖，阳气生发，万象更新，生机盎然，是一年中最好的季节。人体之阳气也顺应自然，向上、向外疏发，注意保护体内的阳气，使之不断充沛，逐渐旺盛起来。中医五行学说认为，春属木，在五脏属肝。春季的饮食调养原则有以下几点。

1. 食甘少酸

孙思邈在《备急千金要方》中指出，春天饮食应"省酸增甘，以养脾气"。中医认为，春季与五脏中的肝脏相对应，很容易发生肝火过旺。根据中医五行理论，肝属木，脾属土，木土相克，即肝旺可伤及脾，对脾胃产生不良影响，妨碍食物正常消化吸收，而甘味入脾，所以春天要少吃酸味的食品，多吃甘味的食品，以补益人体的脾胃之气。

（1）红糖：性温、味甘，入脾经，具有益气补血、健脾暖胃、缓中止痛、活血化瘀的作用。怕冷、体质虚寒的人宜常食用。高胃酸者，包括糜烂性胃炎、胃溃疡引起的胃痛患者和糖尿病患者不宜食用红糖。老年人常用的红糖调理方如小米红枣粥，用十几枚红枣，适量小米、红糖即可，简单易做。小米和红枣熬成粥，吃时加入红糖，每日三餐均可服用。古人认为小米熬粥，上面的浮油可养阴益肾；红枣、红糖补血生血，适合体弱、面色萎黄、健忘多梦者服用。还可用红糖做枣茶，选红枣若干枚，红糖适量。红枣加水煮烂后，放入红糖，兑入少许红茶（或绿茶）后频频服用。常喝此茶，有健脾和胃、补益气血的作用，尤其适合老年女性服用。

（2）山药：味甘、性平，归脾、肺、肾经，有补脾止泻、补肺止咳、补肾固精、缩尿、止带、治疗消渴病的功效。适用于身体虚弱、食欲不振、消化不良、脾虚便溏或泄泻、肺虚久咳或虚喘、遗精、尿频、白带过多、糖尿病等。《神农本草经》将其列为上品，称其“主伤中，补虚羸，补中益气力，长肌、强阴。久服耳目聪明，轻身不饥延年”。不仅健脾益气，可防止春天肝气旺伤脾，又能补肾益精，使人体元阳之气充沛，可增强人体抵抗力及免疫力。本品养阴助湿，涩肠止泻，凡湿盛中满、积滞、便秘者忌服。我平时喜欢喝粥，经常在晚餐时服山药粥，即用大米煮成粥，加入去皮的山药段熬煮，铁棍山药更佳，若再加入红枣、花生、枸杞，则滋补效果更好。晚餐时喝粥易于消化，对于老年人很适宜，被人们盛赞为“长寿粥”。

2. 温阳健脾

《黄帝内经》里提出了“春夏养阳”的原则，李时珍《本草纲目》引《风土记》里主张“以葱、蒜、韭、蓼、蒿、芥等辛嫩之菜，杂和而食”，其中葱、蒜、韭可谓是养阳的佳蔬良药。

（1）葱：中医认为，葱味辛、性温，一身都是药，其叶能利五脏、消水肿；葱白可通阳发汗、解毒消肿；葱汁可散瘀血、止痛、解毒；葱根能治便血及消痔。在冬春季呼吸道传染病和夏秋季肠道传染病流行时，吃些生葱有预防作用。葱白几段（洗净切段），生姜几片（洗净切片),水煎服可治疗风寒感冒。葱白100g、甜梨60g,水煎煮熟,再加白糖50g,顿服可治风寒咳嗽。葱性辛温,常食易散火耗阴,热毒或阴虚内热者不宜食用。葱是常用的调味品,比如葱烧海参、小葱拌豆腐。我有午餐后喝汤的习惯,家里一般会煲鸡汤、猪骨汤、牛肚汤等高汤,里面都要加葱段、木耳、蘑菇等,如红烧猪肝里也可以加入葱,我偶尔也用豆皮蘸酱卷生葱来吃。

(2)蒜:大蒜具有"除寒湿、辟阴邪、祛毒气、破恶血、消痈肿、化肉食"之功效。现代研究发现蒜有消炎、抗菌、防癌、保护血管、促进新陈代谢、增强免疫力等作用。尽管吃大蒜对身体颇有裨益,但生吃过多也不利于健康。大蒜忌空腹生食和食后喝热汤、茶;肝、肾、膀胱、心脏等有疾病及习惯性便秘者应注意少食;不可与蜂蜜同食。我常吃熟蒜,切片炒在蔬菜里,比如扁豆、生菜等。还有一种吃法:扇贝蒸蒜,用整颗的独头蒜和贝柱放入水中一起蒸,少佐盐,蒜中带有扇贝的鲜味,也减少了辛辣之味。

(3)韭菜:韭菜性味辛、温,有温中、行气、散瘀、解毒等功用,春天多吃些韭菜,可增强人体脾胃之气。鲜韭菜特别是韭菜子有补肾壮阳固精和暖腰膝的功能,适用于阳痿、早泄、遗精、遗尿、尿频诸症。《本草纲目》载:"饮生汁,主上气喘息欲绝,解肉脯毒。煮汁饮,止消渴盗汗,熏产妇血运,洗肠痔脱肛。"韭菜可捣汁、熬韭菜粥、韭菜炒肉或猪腰,患有皮炎、痔疮、血尿,以及阴虚火旺之人应少吃。韭菜可以做馅料,包饺子、做锅贴,还可以做韭菜炒鸡蛋,但是食多容易胃中反酸,故不能多吃。

3. 多食蔬菜

春天风邪为患,易引起口干、舌燥、皮肤粗糙、干咳、咽痛等病症。因此,在饮食上宜多吃些能补充人体津液的食物。这时多吃些应季的蔬菜十分有益。

(1)香椿:谷雨前后是香椿上市的时节,古有"雨前椿芽嫩如丝"之说。中医认为,香椿味苦,性寒,有清热解毒、健胃、理气、润肺、杀虫、固精等功效。在春天常买些鲜嫩的香椿,做成香椿炒鸡蛋,或者腌制过后切末作为咸菜，可谓春季佳肴。

(2) 荠菜：荠菜的药用价值极高，民间素有"三月三，荠菜当灵丹"之说。其味甘、性平，有健脾益胃、利水消肿、止血、明目的功效。我喜欢吃荠菜，它吃法多样，炒、煮、炖、煎，做馅、做汤均可，我家主要是在饺子、馄饨、春卷中加入荠菜。

(3) 芹菜：芹菜分为水芹和旱芹两种，其性寒味甘，有清热、利水、通便的功效。炒芹菜、熟拌芹菜味美可口，常饮芹菜汁可以改善高血压、便秘。芹菜偏凉，脾胃虚寒、肾阳不足的患者应慎用，更不可大量久服。我家里平时常吃芹菜炒百合，芹菜中膳食纤维较多，可以清肠道。有时也将芹菜焯过后与熟腐竹、花生凉拌，口味清爽。

(4) 豆芽：绿豆芽容易消化，具有清热解毒、利尿除湿的作用，适合湿热瘀滞、口干口渴、小便赤热、便秘、目赤肿痛的人食用。豆芽以清炒为佳，放醋、盐少佐即可，尽量保持其清淡的口味和爽口的特点。

(5) 菠菜：中医学认为，菠菜有养血、健脾、润燥、通便之功，如《本草纲目》中记载："菠菜通血脉，开胸膈，下气调中，止渴润燥，根尤良。"老年人吃菠菜不宜过多，因菠菜中的草酸容易和食物中的钙发生化学反应，生成草酸钙，人体无法吸收利用而使钙缺乏。蔬菜当中我比较喜欢吃菠菜，菠菜炒鸡蛋是我常吃的，不要和豆腐一起做汤，这是常识。

春季起居调养

春为四时之首，万象更新之始，正如《黄帝内经》里所说："春三月，此谓发陈。天地俱生，万物以荣。"人体应顺应自然阳气生发舒畅的特点。关于春季的睡眠，《黄帝内经》指出："夜卧早起，广步于庭，被发缓形，以使志生"，意谓春天人们应当晚一些睡，早点起，以适应自然界的生发之气。起床后宜披散着头发，舒展着形体，在庭院里信步漫行，这样就能使思想意识、灵感生发不息。关于春季的着装，俗话讲"春捂秋冻"，春天应保暖，不宜受寒。《寿亲养老新书》里指出："春季天气渐暖，衣服宜渐减，不可顿减，使人受寒"；《摄生消息论》中也强调说："不可顿去棉衣，老人气弱、骨疏体怯，风寒易伤腠理。时备夹衣，遇暖易之一重，渐减一重，不可暴去”“稍冷莫强忍，即便加服”，而且特别叮嘱体弱的人要注意背部保暖。孙思邈在《备急千金要方》中主张春时衣着宜“下厚上薄”，既养阳又收阴。《老老恒言》中也提到：“春冻未泮，下体宁过于暖，上体无妨略减。”

春季运动调养

在寒冷的冬季里，人体的新陈代谢，藏精多于化气，各脏腑器官的阳气都有不同程度的下降，因而入春后，应加强锻炼。春季宜增加户外运动，形式不拘，取己所好，使春气升发有序，阳气增长有路，符合“春夏养阳”的原则。自古以来，人们最喜踏青春游。明代养生家高濂在《遵生八笺·起居安乐笺》里描述了春季旅游之乐：“时值春阳，柔风和景，芳树鸣禽，邀朋郊外，踏青载滔，湖头泛棹、问柳寻花、听鸟鸣于茂林、看山弄水……此皆春朝乐事。”春季空气清新时可到户外散步，可配合擦双手、揉颈项、揉摩胸腹、捶打腹背、拍打全身等动作，以利于郁滞宣畅、疏通气血、生发阳气。缓步，能促进气血流通和胃肠消化，适合于老年人或一般人饭后活动。快步，每分钟行 120 步左右，能流畅气血、增强心力和降脂减肥，适合于一般人特别是欲减肥之人。逍遥步是指散步时且走且停，时快时慢，缓慢自在地行走，既能促进气血流通和胃肠消化，又能舒缓情绪、畅快情志，适合于老人、病后康复者和体弱之人。我从中年从教以后，就喜欢散步，多采用快步或缓步。80 岁以后，每日 1 小时，且多采用缓步或逍遥步，收到了强健身体的效果。

为夏季养生撑起一把伞

《黄帝内经》里说过：“夏三月，此谓蕃秀。天地气交，万物华实。”意思是夏天时，地热上蒸，天地之气上下交合，万物都开花结果了，一幅繁华秀丽的景色。

夏季是一年里阳气最盛的季节。中医讲主气是暑，它是火热之气所化生的，所以夏天养生的一个重要原则就是防止暑邪。暑邪是阳邪，其性是升散的，容易伤津耗气。夏天里大家比较爱出汗，汗出过量就是一种伤津的表现，津伤日久就容易耗气。耗气的症状主要表现为比较乏力，身体疲倦，不想说话，说话气短，甚至更严重的有突然昏厥，这是暑邪的表现。夏季还易产生湿邪，尤其是在南方。南方经常下雨，常常炎热又潮湿，人在这种环境生活久了的话，就容易被湿邪入侵。

中医五行学说认为，夏属火，在五脏属心，长夏属土，在五脏属脾。根据夏季的特点，饮食调养有以下原则。

1. 省苦增辛

《备急千金要方》里说："夏七十二日，省苦增辛，以养肺气"，说明夏季时饮食调养，除了要着眼于清热消暑外，还要注意不要损伤了脾肺之气。中医认为，苦味入心，夏季少食苦，以免心气偏亢，吃一些辛味之品，入肺，以养肺气，还具有除湿作用。

(1) 姜：味辛，性微温，归肺、脾、胃经。姜辛而微温，能散寒解表、温中止呕、祛痰止咳、解毒、"通神明"，"通神明"就是指提神醒脑。中暑昏厥不省人事时，用姜汁一杯灌下，能使患者很快苏醒；轻度中暑者吃点生姜也有裨益。传统防暑中药——仁丹，里面就有生姜成分。腹痛、吐泻、伤风感冒时适当吃些生姜或喝些姜汤，能起到防治作用。姜伤阴助火，故阴虚火旺及疮疡热毒之证忌服。老百姓讲"冬吃萝卜夏吃姜"，不无道理。我家里经常将姜切丝泡在醋中，装坛作咸菜用，喝粥、吃海鲜时都可以取姜丝驱寒、解毒。

(2) 洋葱：洋葱性温，味甘、辛，具有平肝、润肠、利尿、杀菌的功能。洋葱可以生食凉拌，也可炒熟食用，胃痛、反酸等有胃病的患者忌食此类辛辣食物。夏天很多家庭常做凉拌菜，里面可以加一些洋葱丝调味，我家里也常做洋葱炒肉，炒制过后没有那么辛辣，更适口。

2. 益气养阴

夏季天气炎热，人体容易出汗，汗出过多，则耗伤津液，而气随津泄易造成气阴不足,因此夏季应以补气阴为主。

(1)莲子:味甘、涩,性平,归脾、肾、心经。莲子既能补益,又有收敛之功,最益脾胃,兼能养心益肾,素有“脾果”之称,具有健脾止泻、养心安神、益肾固精的作用。莲子可以入粥,入汤,是补脾健胃的佳品。莲子加红枣、龙眼肉煮成红枣龙眼莲子粥,能强心益脾、安神降压、补血通脉。莲子加山药、葡萄干等制成山莲葡萄粥,可补脾益心。莲子加薏苡仁、冰糖、桂花等制成薏米莲子粥,能健脾祛湿,清热益心。莲子加金银花、白糖等制成银花莲子粥,能清热解毒,健脾止泻。注意大便秘结患者不宜食用,因莲子收涩作用较强,食后可使便秘加重。另外莲子心可以用来泡茶,有清心安神的作用。

(2)薏苡仁:味甘、淡,性微寒,归脾、胃、肺经。薏苡仁甘淡利湿,微寒清热,故可清利湿热,且兼有健脾补肺作用。薏苡仁可以煮成粥,也可以少量放在米饭中,但是要注意适量,老年人吃多了不容易消化。薏苡仁水也具有健脾渗湿、清热消暑的作用,适用于长夏体倦困重、食欲不振者食用。

(3)扁豆:味甘,性微温,归脾、胃经。扁豆能健脾益气、化湿消暑,解毒,对老年人肠胃虚弱、消化不良、慢性腹泻较好。我平时最爱吃扁豆,挑选肉厚的扁豆与蒜片炒熟吃,略老的扁豆可以将豆子剥出来煮过以后炒制。

3. 清热除湿

夏季湿性最重,湿易困脾,使阳气受损,夏天要多选生津止渴、除烦解暑、清热泻火、排毒通便、滋阴润燥的食物和水果。

(1)荷叶:味苦涩,性平,能清暑利湿,升阳止血。选荷叶1张,洗干净备用,大米100克,加水煮粥,待六成熟时,把荷叶放入粥内一起熬煮,直至粥熟时,将荷叶挑出食粥即可。荷叶粥味道清香,略有苦味,可醒脾开胃,有消解暑热、养胃清肠、生津止渴的作用。

(2)西瓜:味甘,具有清热解暑、消烦止渴、养心安神、利水消肿等作用。西瓜性寒,凡脾胃虚寒、脘腹寒极冷痛、便溏及糖尿病患者应慎用。

(3) 苦瓜：历代名医皆认为苦瓜有清暑涤热，明目解毒的作用。李时珍说："苦瓜气味苦，寒，无毒，具有除邪热，解劳乏，清心明目，益气壮阳的功效。" 如防中暑，可用苦瓜一段，剖开去子，切片，浸入盐水中，捞起做苦瓜汤或菜来食用。苦瓜生食性寒，脾胃虚弱者应慎食。如需要食用，可将其煮熟。

(4) 乌梅：性平、味酸、涩，归肝、脾、肺、大肠经。具有解热除烦、生津开胃、涩肠止泻、敛肺止咳、驱虫等功效。乌梅代茶饮，加入冰糖调味，是夏季理想的饮品。

(5) 绿豆：绿豆味甘，性寒，归心、胃经，具有清热解暑、止渴利尿、润肺止咳、消肿止痒、收敛生肌、解毒的功效。李时珍曾高度评价绿豆为"济世之良谷也"。绿豆武火急煎使汤呈绿色，加白糖少许，西瓜翠衣适量，再煮片刻，去渣留汁，每日 2 次，连服 3 日，有防暑降温之功效。

夏季起居调养

夏季是一年里阳气最盛的季节，《黄帝内经》中描述："夏三月，此谓蕃秀，天地气交，万物华实"。夏季作息，一般地说，宜晚些入睡，早点起床，以顺应自然界阳盛阴虚的变化。《黄帝内经》里说："夏三月……夜卧早起，无厌于日"，不要厌恶日长天热，仍要适当活动。"暑易伤气"，炎热可使汗泄太过，所以，劳动或体育锻炼时，要避开烈日炽热之时，并注意加强防护。另外，要适时安排午睡，不仅可以避炎热之势防中暑，又可消除疲劳，我每天都要午睡 1 小时左右。夏季炎热，腠理开泄，易受风寒湿邪侵袭，不宜夜晚在室外露宿，以防贼风入中得阴暑证。

夏季运动调养

夏天运动锻炼，最好在清晨或傍晚较凉爽时进行，不宜做过分剧烈的运动。宋代养生家陈直曾在《寿亲养老新书》里讲："午睡初起，旋汲山泉，拾松枝……从容步山径，抚松竹……坐弄流泉，漱齿濯足。" 晚饭后，则"出步溪边……归而倚杖柴门之下，则夕阳在山，紫绿万状，变幻顷刻，恍可入目"。这里汲山泉、拾松枝、步山径、抚松竹、弄流泉、漱齿濯足都是不错的夏季健身项目。人们可以前往山区，利用自然条件作短期疗养，避暑、爬山、游览和散步，或前往海滨，进行游泳、钓鱼等水上活动。运动量要适度，不要过度疲劳，运动后感到口渴时，不宜过量、过快地进食冷餐或冷饮，可适当饮用盐开水或绿豆盐汤，不要立即用冷水冲头、淋浴。太极拳能形神并养，流畅气血，调理脏腑，强健筋骨，男女皆可选择，年老体弱者最宜。我夏天常打太极拳，太极拳的套路有数种，我从中年就喜欢简便易学的二十四式简式太极拳，在工作之余常打上一遍，至今仍坚持不辍。太极拳的锻炼动作有十要：一要立身中正，二要舒神定心，三要以意导动，四要气沉丹田，五要动作和缓，六要速度均匀，七要内（神）外（形）相合，八要上下相随，九要连贯圆活，十要呼吸自然。

金秋养生重养肺

在秋天由于阳光渐收，而阴气逐渐生长起来；万物成熟，到了收获之时，由热转寒，即“阳消阴长”的过渡阶段。《黄帝内经》里说：“秋冬养阴。”秋冬养收气，养藏气，以适应自然界阴气渐生而旺的规律，从而为来年阳气生发打基础。中医五行学说认为，秋属金，在五脏属肺。秋冬季节天气寒冷干燥，而燥邪最易伤肺。在秋天人们经常会因为吸入干燥的空气而咳嗽连连。

燥邪伤肺有很多表现，比较明显的症状就是干咳、少痰。同时，由于肺与大肠相表里，燥邪伤肺还可能引起便秘。为了杜绝此类病症，金秋季节我们要从饮食上来滋养肺阴。

1. 少辛增酸

所谓少辛，就是要少吃一些辛味的食物，这是因为肺属金，通气于秋，肺气盛于秋。少吃辛味的食物，是以防肺气太盛。中医认为，金克木，即肺气太盛可损伤肝的功能，故在秋天要“增酸”，以增加肝脏的功能，抵御过盛肺气之侵入。根据中医理论，在秋天要少吃葱、姜、蒜、韭、薤、椒等辛味之品，多吃一些酸味的食物。

(1) 苹果：味甘酸，性平，具有生津止渴、润肺解暑、除烦、开胃降逆、益脾止泻、通便的作用。我一直鼓励老年人多吃水果。为了防止其过于寒凉，我平时吃水果会用开水烫一烫或者用微波炉热一下，秋天午睡后我会吃半个苹果。

(2) 柚子：味酸、性寒，能理中除胀，化痰止咳，健胃消食，消肿止痛。柚子果汁丰富，酸甜可口，适合秋天润肺。

(3) 柠檬：味酸、微苦，性平，具有生津、止渴、祛暑，安胎等功效。柠檬泡水喝，或者在凉拌菜中加入柠檬汁，也可以补充维生素 C。

(4) 柑橘：味甘酸，性凉，具有生津止咳、润肺化痰、醒酒利尿等作用，适用于胸热烦满、胃热口渴、小便不利等病症，食用时榨汁或蜜煎。柑橘的药用部分主要是其果皮，称为“广陈皮”，其性温，味辛甘，具有下气、调中、化痰、醒酒的功效。治咽喉痛可用柑橘皮煎水代茶饮。

(5) 葡萄：味甘、酸，性平，鲜食酸甜适口，生津止渴，开胃消食，滋阴除烦。其具有补肝肾、益气血、生津液、利小便等作用。捣汁后加熟蜜，浓煎收膏，开水冲服，可用于烦热口渴。经常食用，对神经衰弱和过度疲劳均有调节作用。但脾胃虚弱者不宜多食，食多令人泄泻。痰湿毒盛、火热偏旺者，应少吃或忌吃，以免滋湿助火。

(6) 山楂：味酸、甘，性微温，有消食化积、破气散瘀、止泻痢等功效。《本草纲目》中记载：“化饮食，消肉积、癥瘕、痰饮、痞满吞酸、滞血痛胀。”《随息居饮食谱》中记载：“醒脾气，消肉食，破瘀血，散结消胀，解酒化痰，除疳积，止泻痢。”山楂既可生食，也可加工成果汁、果酱等多种食品。但山楂不宜与人参同食，亦不可多食，因多食耗气、损齿、易饥，气虚羸弱、脾胃虚弱及空腹不宜食用。我家中常熬山楂水，特别是食用油腻食物以后，喝一杯山楂水能解腻消食。

2. 滋阴润燥

“燥”、萧条、肃杀是秋季的主要特征，人们常感到口干舌燥、鼻塞咽干、唇焦舌红、咳嗽无痰、皮肤干裂、大便干燥等不适，根据中医

“燥则润之”的治疗原则，秋天要多吃些滋阴润燥的食物，以防秋燥伤阴。

(1)梨：性寒、味甘，有润肺、清热、消痰、止咳等功效。适用于秋燥或热病伤阴所致的干咳、口渴、便秘，以及内热所致的烦渴、咳喘、痰黄等。雪梨银耳羹的做法如下：贝母 5g，雪梨 2 个，银耳 50g，冰糖 100g，贝母用醋浸，雪梨切片，银耳泡软后去掉硬根，锅内加水，放入梨、银耳、贝母、冰糖，煮半小时后温服，能益气、滋阴、止咳。梨性寒凉，故脾胃虚寒之呕吐、肺寒咳嗽、便溏、腹痛者应慎用。

(2)藕：性味甘凉，是止血、生津的良药。李时珍在《本草纲目》中称藕为“灵根”，味甘，性寒，无毒，视为祛瘀生津之佳品。楂糕莲藕的做法如下：将鲜莲藕去皮，放开水中煮熟，捞出晾凉，楂糕压成泥，加桂酱、白糖拌匀，抹入莲藕孔内切片。老年人常吃藕可以调中开胃，益血补髓，安神健脑，具延年益寿之功效。

(3)芝麻：性味甘平，入肝、肾、肺、脾经，质润清香，性缓而降。其有养阴润燥、补肾益脑、止咳平喘之功效，适用于老年人阴液不足所致的肠燥便秘、皮肤干燥及肝肾精血不足所致的眩晕、头发早白、目暗不明，风痹瘫痪，腰膝酸软。《本草纲目》上说，芝麻“主治伤中虚羸，补五内，益气力，长肌肉，填髓脑，久服轻身不老。坚筋骨，明耳目，耐饥渴，延年”。老年人可以常服芝麻糊。

(4)百合：百合味甘、淡，性微寒，具有润肺止咳，清心安神的作用。据《名医别录》记载，百合可除浮肿腹胀、痞满、寒热、通身疼痛，止涕泪，适用于治疗肺热、肺燥咳嗽、劳嗽咯血、低热虚烦、惊悸失眠等症。莲子百合羹的做法如下：莲子、百合各 30g。先将莲子、百合清水浸泡 30 分钟，然后锅内放入清水，将莲子、百合、一同入锅，加水煲熟，可放适量白糖调味。具有清润肺燥、止咳消炎的功效。

(5)蜂蜜：味甘酸，性平，具有滋补、益肝、健脾的功用。对于脾胃虚弱、食少腹痛、肺虚久咳、习惯性便秘等，具有一定的疗效。《本草纲目》指出，蜂蜜有五功：清热、补中、解毒、润燥、止痛，从而使人健康长寿。饮用蜂蜜的方法简单，可单独喝，也可用温白开水冲着喝，还可在喝稀饭、豆浆、牛奶等时加一汤匙。老人每天一般用量以 50~100g 为宜。老年性便秘患者，用蜂蜜 50g，水冲服，早、晚各一次。

3. 润补五脏

秋季养阴首先要润燥，饮食养生要以“润”为宗旨，即要“润补”。秋季选择润补的食品，要遵循甘、淡、清、温、润的原则，要易于消化。

(1) 银耳：又称白木耳，其性平，味甘、淡，养阴生津作用比黑木耳强，具有滋阴养胃、润肺生津、益气和血、补脑强心、提神补肾等功效。银耳有麦冬之润而无其寒，有玉竹之甘而无其腻，为润肺滋阴之要品。长期食用使人精力旺盛，延年益寿。选择滋补肺阴、清除燥热的百合、银耳、莲藕、银杏、莲子、菱角等食材熬煮成各种保健粥，皆可润肺养肺。

(2) 鸡蛋：性平，味甘，具有补中益气、滋阴润燥、养血安胎及美肤等功效。《本草纲目》中记载：卵白，其气清，其性微寒；卵黄，其气浑，其性温；卵则兼黄白则用之，其性平。精不足者，补之以气，形不足者，补之以味。卵兼理气血，故能清气，能补血，能养阴，润肌肤。我平时最喜欢吃鸡蛋，煮鸡蛋、水煮蛋、茶叶蛋、煎鸡蛋，各种烹饪方法做出来的鸡蛋都好吃，若血脂过高，尽量少吃蛋黄。

(3) 燕窝：性味甘、平，有养阴润燥、益气补中、延年益寿的功效，补而不燥，润而不腻，非常适合秋季润补。《本草求真》谓其：“入肺生气，入肾滋水，入胃补中，其补不致燥，润不致滞，而为药中至平至美之味者也。”老年痰喘可将白梨 1 个去心，入燕窝 5g，先用开水泡，再入冰糖 5g 蒸熟，每日早晨服下。也可以将燕窝放入高汤中熬汤服用。

秋季起居调养

秋季自然界的阳气由疏泄趋向收敛，正如《黄帝内经》所说：“秋三月，此谓容平，天气以急，地气以明”。早秋以热、湿为主，中秋前后较长一段时间又以燥为主，而到了深秋、晚秋，却又以凉、寒为主，因此，起居作息要相应调整。关于睡眠，《黄帝内经》里提出：“秋三月，早卧早起，与鸡俱兴”，意思是秋天气候转凉，要早一点睡觉，以顺应阴精的收藏，又要早一些起床，以顺应阳气的舒长。关于着装，古语云：“饮食以调，时慎脱著”；“避色如避难，冷暖随时换”，指要随时注意根据气候加减衣服。

秋季运动调养

每到秋季，秋燥当令，皮肤容易干燥，历代养生家强调“面宜多擦”，孙思邈在《千金翼方·养老大例》亦说：“摩掌令热以摩面，从上向下二七过，去皯气、令人面有光，又令人胜风寒时气、寒热头痛，百病皆除。”秋季多做“静功”锻炼，如六字诀里默念呼气练功法，内气功，意守功等。我秋日在家经常静坐练功，我学习气功锻炼已有多年，方法是双膝盘坐或倚坐，腰脊不得弯曲，头略下垂，双手轻握，下垂于少腹部，然后“意守丹田”，“调整呼吸”。所谓意守丹田，即一心一意注意丹田穴（即脐下 1.5 寸处）；调整呼吸，即由胸部浅呼吸，慢慢转变为腹部深呼吸，使呼吸缓慢深长，也就是常说的“气贯丹田”。每一呼一吸可以记为 1 次，一般初学时每回 200~300 次即可，以后逐步增加。我钟情于这一气功锻炼，自感受益匪浅。

冬季养生重在藏

冬三月草木凋零，冰冻虫伏，是自然界万物闭藏的季节，人体的阳气也要潜藏于内。冬季养生的基本原则是要顺应体内阳气的潜藏，以敛阴护阳为根本，以为来年的“春生夏长”做好准备。中医认为，寒性凝滞收引，易导致人体气机、血运不畅，而使许多旧病复发或加重。中医五行学说提出，冬属水，在五脏属肾。肾气当令，助肾水，易伤心火，少吃咸味可防肾气太盛。根据冬季的特点，饮食调养应遵循“秋冬养阴、无扰乎阳”的原则。

1. 增苦少咸

在冬天里，要少食用咸味食品，以防肾水过旺；增加苦味的食物，以助心阳。正如《四时调摄笺》里说："冬月肾水味咸，恐水克火，故宜养心。"

2. 温阳补肾

传统医学认为冬季时寒邪易伤肾阳，所以饮食宜吃温性食物。而肾是人体的根本所在，是人体生命活动的原动力，它滋五脏的阴气，养五脏的阳气。所以冬季调养摄取的食物应当以补肾温阳、培本固元为首要原则。

(1) 羊肉：性温，可助元阳、补精血、疗肺虚、益劳损，是一种良好的滋补强壮药。山药羊肉汤适用于腰膝酸软、困倦乏力、肾虚阳痿、脾胃虚寒者。生姜羊肉汤具有温中补血、祛寒强身的功效，适用于神疲乏力、面色苍白者。由于羊肉性热，因而素体偏热者不宜食用，以免助热伤阴。我在冬天常吃羊肉汤，汤中可以加入蘑菇、木耳、冬笋等。

(2) 牛肉：性平，味甘，归脾、胃经，具有补脾胃、益气血、强筋骨的作用。牛肉性温和，同羊肉一样被认为是冬季滋补的绝佳肉类。牛肉营养价值很高，炖牛肉一定要炖烂熟，这样易于消化，散寒效果佳。

(3) 甲鱼：性平，味甘咸，有滋阴凉血、益气补虚等作用。《日用本草》记载："其味甘、咸，性平，去血热，补劳伤，壮阳气，大补阴之不足。"因为甲鱼是滋腻食品，所以食欲差、脾胃阳虚、寒湿内盛及有外感实热者，应谨慎食用。

(4) 核桃：又名胡桃，在我国有"长寿果""万岁子"之称。味甘、涩、性温，归肾、肺经。质润敛降，温肾益精，敛肺定喘，润肠通便。老年慢性便秘者，可用核桃仁 60g，黑芝麻 30g 共捣烂，每早服 1 匙，用温开水送下。

(5) 栗子：性温，味甘，归脾、肺、肾经，有健脾益气、养阴益肺、补肾强筋、活血止血功效，适宜于冬季食用。唐代名医孙思邈说："栗，肾之果也，肾病宜食之"，是抗衰老、延年益寿的滋补佳品。栗子可蒸、可煮、可炒食，尤其是栗子粥，老少皆宜。用栗子 50g，粳米 100g，煮粥食之。消化不良脾虚者、湿热重者，都不宜食用栗子。

(6) 黑豆：味甘，性平，具有补肾利水、祛风解毒之功效。黑豆可炒香嚼食，或醋泡制后食用，亦可加入粥中。黑豆不宜与猪肉同食。

3. 健脾养胃

冬季人体"受补"还是"不受补"，关键在于脾胃。脾为后天之本，只有脾胃功能正常，消化吸收的能力才好，进补才能有效。

(1) 萝卜：有顺气消食、止咳化痰、除燥生津、散瘀解毒、通便等功效。在中药里，萝卜子入药叫"莱菔子"，常用来行气健胃、消食化痰。羊肉萝卜汤有补中益气、温胃散寒的功效，冬日饮用补而不腻。

(2) 白薯：又名红薯、地瓜、红苕，李时珍在《本草纲目》中指出："白薯蒸、切、晒、收，充作粮食，称为薯粮，使人长寿少病，"将其做成粥或是烤食对身体都大有益处。有胃肠道疾病患者不宜多食，可加重胃胀、胃灼热、反酸。我平时喜欢吃白薯、芋头，蒸熟后当主食或者加入粥中，香甜可口。

秋冬季节，老年人要格外注意饮食。老年人的脏腑脾胃功能相对较弱，饮食应坚持以多样清淡，温热熟软，少食多餐为原则。老年人以食治疾，胜于用药。中医养生家认为，凡老人有患，宜先食治；食治未愈，然后命药，此养老人之大法也。

冬季起居调养

冬季是自然界万物闭藏的季节，人体的阳气也要潜藏于内，正如《黄帝内经》所云，"冬三月，此谓闭藏，水冰地坼，无扰乎阳；早卧晚起，必待日光。……去寒就温，无泄皮肤，使气亟夺，此冬气之应，养藏之道也。"要早睡晚起，日出而作，以保证充足的睡眠时间，以利阳气潜藏，阴精积蓄。至于防寒保暖，也必须根据"无扰乎阳"的养藏原则，做到恰如其分。老年人生理机能下降，皮肤老化，血管收缩功能较差，加上代谢水平低，穿衣以质轻又暖和为宜。衣着过少过薄，室温过低，则既耗阳气，又易感冒，甚至引起心脑血管病。反之，衣着过多过厚，室温过高，则腠理开泄，阳气不得潜藏，寒邪亦易于入侵。

冬季运动调养

俗话说："夏练三伏，冬练三九"，说明冬季里坚持体育锻炼的重要性。冬季气温低，人体腠理致密，阳气内潜，故一定得选用动静相兼的功法。要避免在大风、大寒、大雪、雾露中锻炼，可选择一些在室内练习的功法，如八段锦、五禽戏、易筋经、太极拳等。注意养精蓄锐，顾护阳气、阴精，正如《黄帝内经》所说："夫精者，身之本也，故藏于精者，春不病温。"八段锦能形神并养，流畅气血，调理脏腑，强健筋骨，男女老少皆宜。我在任课时期曾经常与同事和学生一起做八段锦，至今仍在坚持。其功法和作用特点正如歌诀所云："双手托天理三焦，左右开弓似射雕；调理脾胃须单举，五劳七伤往后瞧；摇头摆尾去心火，双手攀足固肾腰；攒拳怒目增气力，背后七颠百病消。"另外，我平时在家锻炼的方法主要是做操，做操能促进气血运行，调理脏腑功能，舒缓肢体，强健筋骨，调节情志，畅悦心情，男女老少皆宜。我十分喜爱通过做广播体操锻炼养护身体。从国家推行了广播体操之后，我就在课间与同事们一起做广播体操。我自己还编定了一套简易健身操，每日早起与睡前各做一遍，对活动筋骨、释放压力、解除疲劳有较好效果。健身操的具体步骤是：①转动头部：顺时针转 10 次，逆时针转 10 次。②转动手臂：向前 25 次，向后 25 次，甩手 25 次。③抓手扩胸：连做 20~30 次。④后仰：整个上半身后仰 25 次。⑤转动腰部：左向转 25 次，右向转 25 次。⑥俯腰：向前俯腰，连做 25 次。⑦踮脚：脚跟提起，脚尖着地，连做 25 次。⑧踢腿：左腿踢 25 次，右腿踢 25 次。

后记

精于专业　诚于品德

◎高琰

我自幼与姥爷同住,姥爷生活中的点点滴滴深深烙在我的记忆中。记忆里姥爷总是坐在桌前手捧书籍,时而做着笔记,时而像古人一样吟唱汤头歌诀,有时又会拿起笔墨挥毫书写,他那种认真凝神思考的情景早已定格在我幼年的脑海中。这时我也会找来一本书安静地与他一起读,也常拿起毛笔学着姥爷的样子写字,他看到后总会停下来,握着我的手教我练习书法。这些使我的童年生活充满乐趣并留下宝贵的记忆。

待我逐渐长大,我才知道,姥爷早年师从江苏孟河医派名医杨博良,他勤奋好学,博览群书,敏悟过人,深受杨氏器重,尽得真传。青年时便悬壶应诊,誉满乡里。时至今日,姥爷虽然已尊为国医大师,誉满杏林,桃李天下,仍恪守“虚怀若谷,学海无涯”之古训,不以权威自居,仍潜心勤求医理,精研中药,89 岁还将毕生研究的中药学结晶整理出版,这让我对姥爷又有了十二分的敬意。

受姥爷影响,自小我便对中医有浓厚的兴趣,当我以高分考入北京中医药大学时,姥爷非常高兴,挥笔写下陆游诗作“古人学问无遗力,少壮工夫老始成,纸上得来终觉浅,绝知此事要躬行”,用来鼓励我努力学习。我自学习中医以来，一直受到姥爷的熏陶与培养。他时常叮嘱我要打好中医基础，勤背药诀方歌，送给我一本旧版的汤头歌诀白话解，还一首首地圈出认为我应会背诵的内容，有时还会问我一些问题，然后再细心地给我讲解。这些都令我深受教育，鞭策我努力学习。

在课余和周末我常随姥爷抄方。姥爷临证制方朴实无华，崇尚实际，讲求临床施变，不拘泥于古籍经典，组方遣药时融经方、时方于一炉，而又有自己的创见。循孟河学派之纤巧缜密、温和调达之风格，思路宽阔，知药善用，活用药对。他多次教导我，学习中医要博，善集各家学说之长，不要有门户派别之见，还要重视学习现代医学知识与科学方法。他这种不厚古薄今，又善于汲取新知的精神，实在值得我们后生学习。

姥爷矢志岐黄，潜心治学，学验俱丰。他授业临证，不仅临床经验丰富，对中医药学的发展也做出了突出贡献。他常对我说："仅通医理，不认真研药的不算得好中医。中医的理、法、方、药四个环节基础都要过硬。"他让我牢记"业精于勤荒于嬉"。他在学徒时期就能熟背《药性赋》，97 岁高龄时仍能流利背诵。一次一弟子临证问，生酸枣仁作用安眠还是兴奋，他随口而出"啖之宜醒睡"，可见姥爷医经典籍造诣之深。我在探求姥爷医术医理的同时，也时时注意随姥爷学习中国传统文化经典，加强自己的文化底蕴。

姥爷行医一直秉承"精于专业，诚于品德"的大医精诚风范，虽为名老中医，但淡泊名利，处世平和，待人平易。他关心学生，常在家中款待学生徒弟，又与同事同仁们关系甚好，互勉互励，对患者更是精心治疗，认真负责。他对我说："虽然得到了很多荣誉，但我有责任继续培养学生和医治患者，只要我的身体情况允许，就会继续工作下去。"姥爷身体力行的奉献精神，闪耀着他的人格魅力，感染着我，也感染着他的每位同事和学生们。

姥爷就是这样一位和蔼可亲，令我尊重的老人，又是一位博学睿智，妙手仁心的国医大师。我作为他的后人，既感到自豪，又深感自己的责任重大。他为中医药事业做出的杰出贡献激励着我，他的医德学风教育着我，他的治学精神影响着我，他的坦荡无私感化着我。我愿矢志岐黄，学习和继承姥爷的中医思想，不辜负老人家对我的期望，努力做一名优秀的中医师，为祖国的中医药事业贡献自己的力量！